AF880970

Es fácil perderse en el mundo del cáncer

Deje que NCCN Guidelines for Patients® lo oriente

- ✓ Guías paso a paso para conocer las alternativas de tratamiento para el cáncer que tienen más probabilidades de dar buenos resultados
- ✓ Basadas en las guías para el tratamiento usadas por los profesionales de la atención médica en todo el mundo
- ✓ Diseñadas para ayudarlo a hablar sobre el tratamiento del cáncer con sus médicos

National Comprehensive Cancer Network®

NCCN Guidelines for Patients® fue desarrollada por National Comprehensive Cancer Network® (NCCN®)

NCCN

- ✓ Una alianza de centros oncológicos de gran importancia en los Estados Unidos dedicados a la atención de los pacientes, la investigación y la educación

Centros oncológicos que forman parte de NCCN:
NCCN.org/cancercenters

NCCN Clinical Practice Guidelines in Oncology (NCCN Guidelines®)

- ✓ Desarrollada por los expertos de los centros oncológicos de NCCN por medio de las investigaciones más recientes y su larga experiencia
- ✓ Para profesionales de tratamiento oncológico de todo el mundo
- ✓ Recomendaciones de expertos para la detección, el diagnóstico y el tratamiento del cáncer

Versión gratuita en línea en
NCCN.org/guidelines

NCCN Guidelines for Patients

- ✓ Presenta la información de NCCN Guidelines en un formato que facilita el aprendizaje
- ✓ Para las personas con cáncer y sus grupos de apoyo
- ✓ Explica las alternativas de tratamiento para el cáncer que tienen más probabilidades de dar buenos resultados

Versión gratuita en línea en
NCCN.org/patientguidelines

NCCN Guidelines for Patients se basa en NCCN Guidelines® para el cáncer de mama, versión 2.2022, 20 de diciembre de 2021.

NCCN Foundation tiene como objetivo apoyar a los millones de pacientes y familias afectados por un diagnóstico de cáncer por medio de la financiación y distribución de la NCCN Guidelines for Patients. NCCN Foundation también está comprometida con el desarrollo de tratamientos para el cáncer por medio de la financiación de los médicos prometedores del país en el centro de innovación para la investigación del cáncer. Para obtener más detalles y acceder a la biblioteca completa de recursos para pacientes y cuidadores, visite NCCN.org/patients.

National Comprehensive Cancer Network (NCCN) / NCCN Foundation
3025 Chemical Road, Suite 100
Plymouth Meeting, PA 19462
+1 215.690.0300

NCCN Guidelines for Patients cuenta con el apoyo financiero de NCCN Foundation®

Para efectuar una donación u obtener más información,
visite NCCNFoundation.org/donate
o envíe un correo electrónico a PatientGuidelines@NCCN.org.

Brem Foundation

Brem Foundation enseña a las mujeres sobre la necesidad de hacerse exámenes de detección personalizados, permite el acceso a la atención de las mamas para las mujeres que lo necesitan y aboga por políticas públicas que aumenten las oportunidades de las mujeres para hacerse exámenes de detección del cáncer de mama. Brem Foundation se enorgullece de llegar a las mujeres de todos los medios socioeconómicos y en todos sus trabajos ha centrado la atención en los determinantes sociales de la salud. bremfoundation.org

Con el apoyo adicional del Dr. Wui-Jin Koh

En honor a Judy Anne Hanada Koh

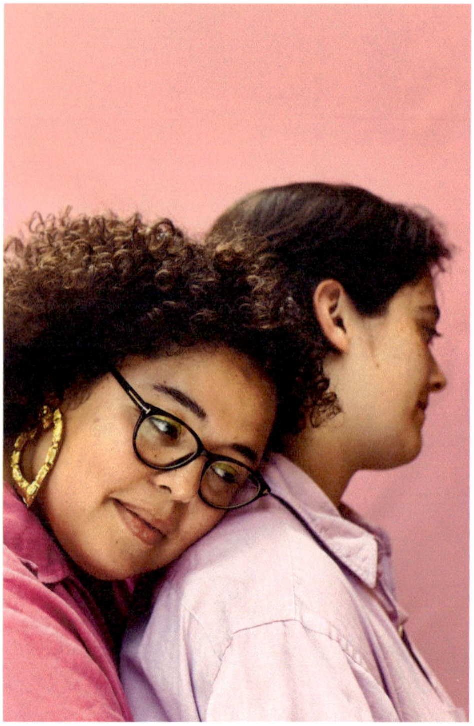
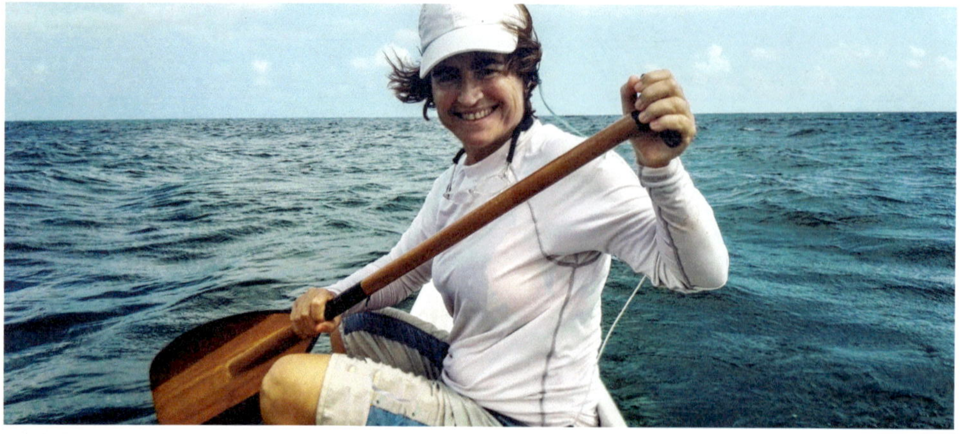
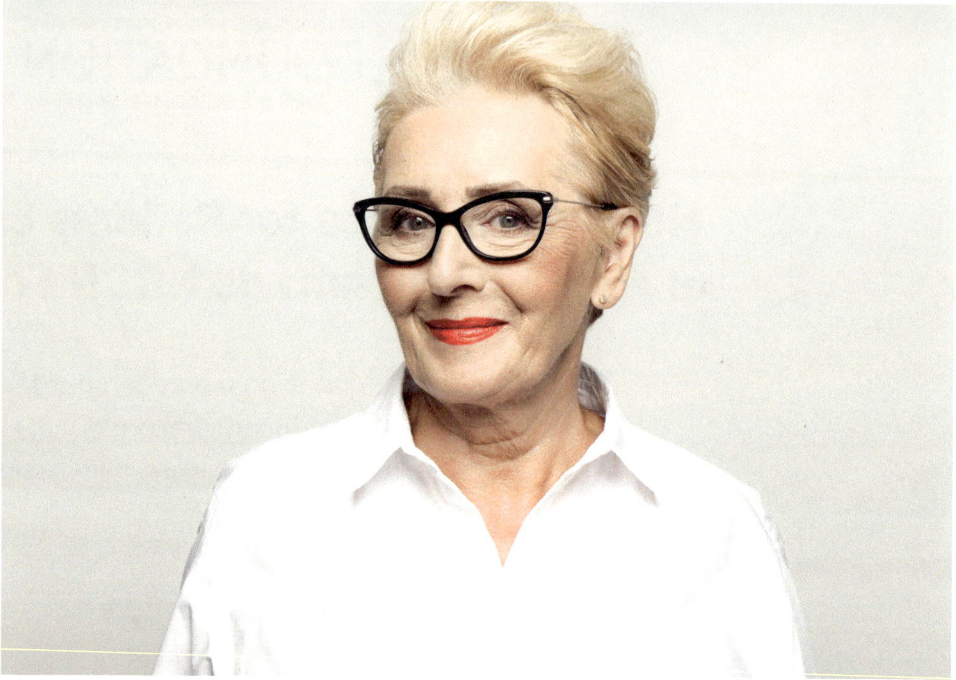
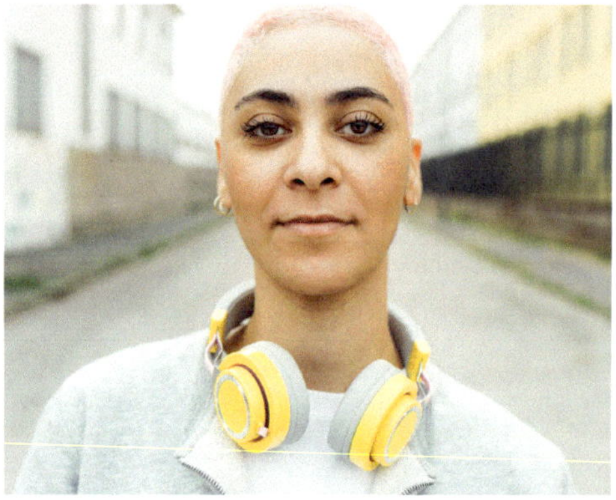
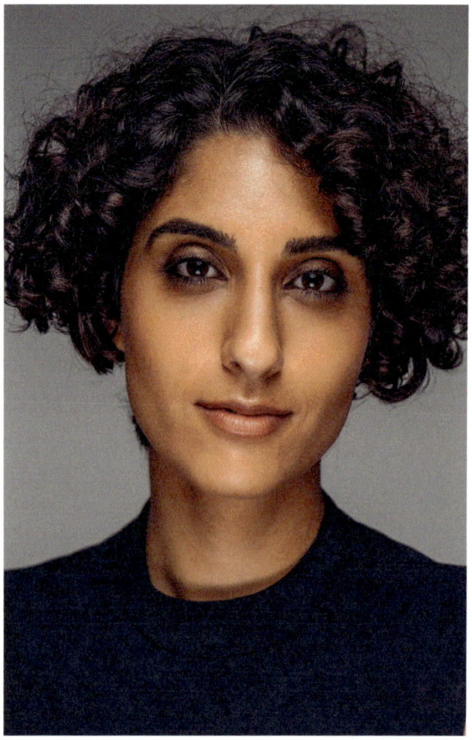
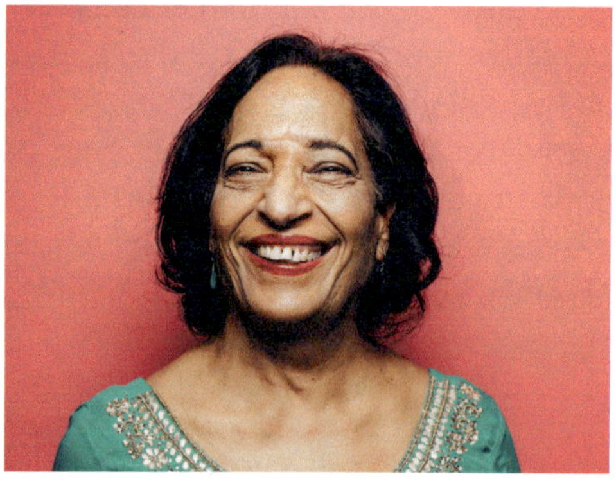
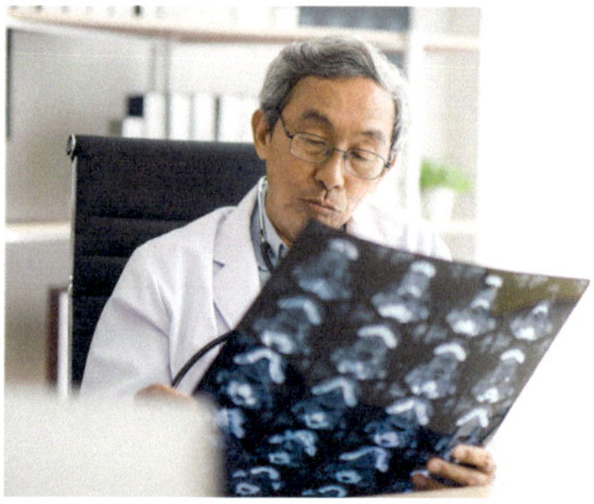
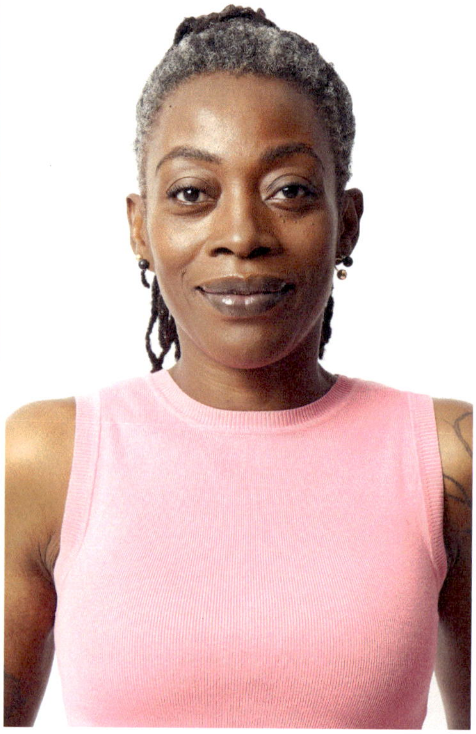

Contenido

1

Nociones básicas sobre el cáncer de mama

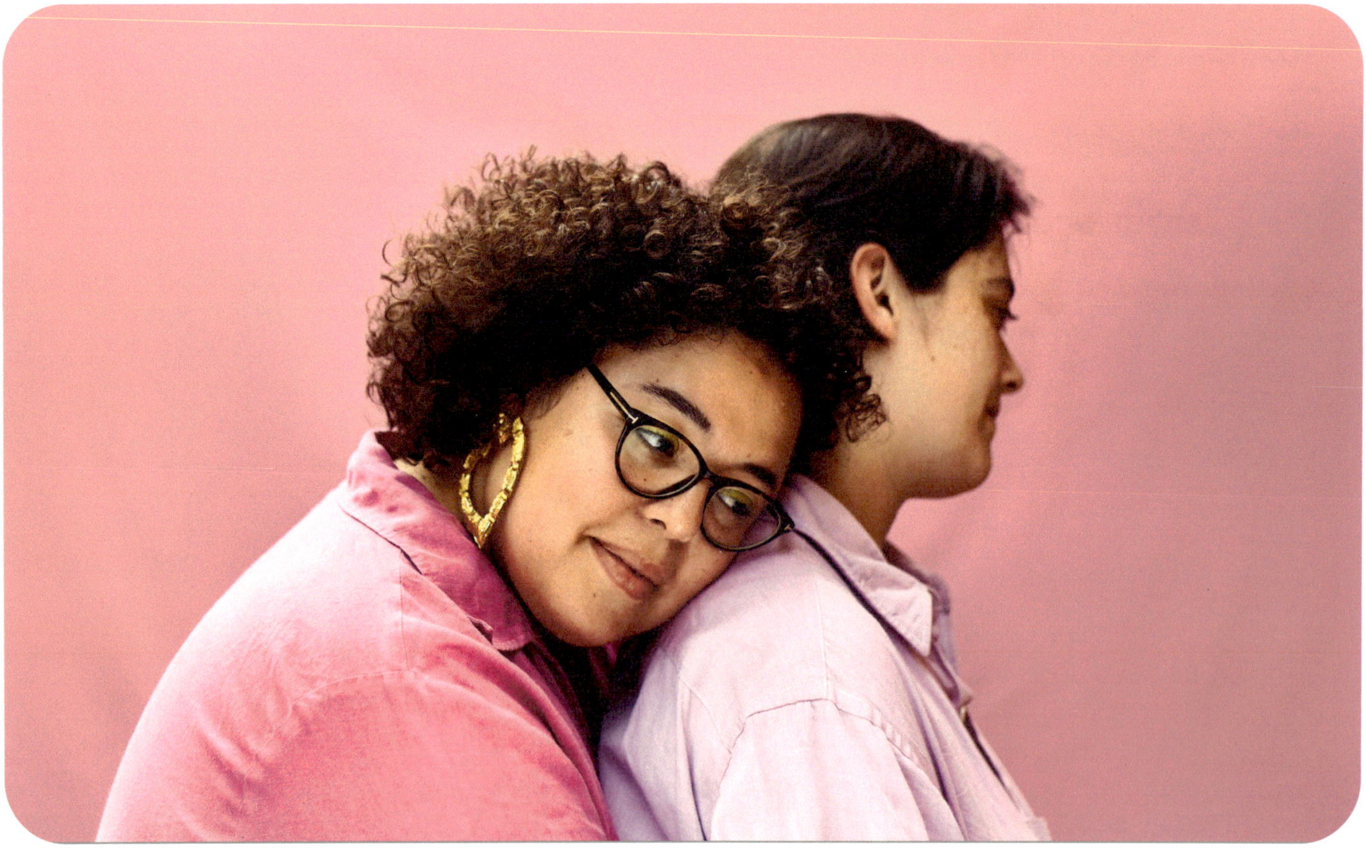

Cualquier persona puede padecer cáncer de mama. El cáncer de mama metastásico es cáncer de mama que se ha extendido a otras partes del cuerpo. El cáncer de mama metastásico también se conoce como cáncer de mama avanzado o de estadio 4.

La mama

La mama es un órgano y una glándula que se encuentra en el pecho. La mama se compone de conductos lácteos, grasa, nervios, vasos sanguíneos y linfáticos, ligamentos y otros tejidos conectores. Detrás de la mama se encuentran el músculo pectoral (pecho) y las costillas. Los músculos y ligamentos ayudan a mantener la mama en su lugar.

El tejido mamario contiene glándulas que producen leche. Estas glándulas secretoras de leche se llaman lóbulos. Los lóbulos se ven como pequeños racimos de uvas. Unos tubos pequeños, llamados conductos, conectan los lóbulos con el pezón.

El aro de piel más oscura de la mama se llama areola. La punta elevada dentro de la areola se llama pezón. El complejo areola-pezón (NAC) es un término que se refiere a las dos partes.

La linfa es un líquido transparente que lleva agua y alimento a las células. También sirve para combatir a los gérmenes. La linfa se drena del tejido mamario hacia los vasos linfáticos y viaja hasta los ganglios linfáticos cerca del hueco axilar (axila). Los ganglios cerca del hueco axilar se llaman ganglios linfáticos axilares (ALN).

La mama

La mama es un órgano granular compuesto por conductos lácteos, grasa, nervios, vasos sanguíneos y linfáticos, ligamentos y otros tejidos conectores.

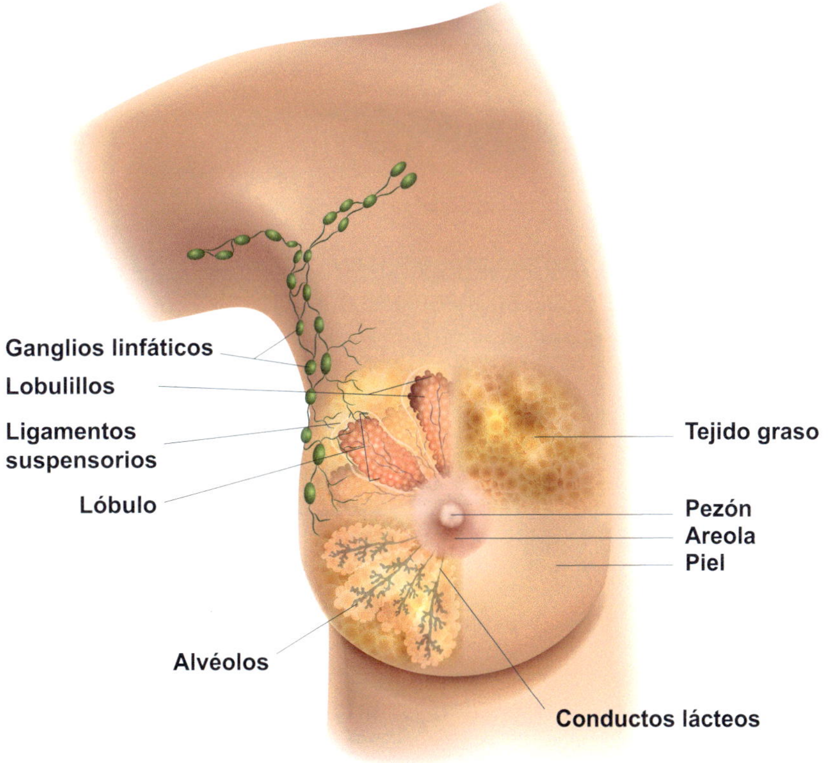

Cáncer de mama

El cáncer de mama comienza en las células de la mama. Casi todos los cánceres de mama son carcinomas. Los carcinomas son cánceres que comienzan en las células que recubren las superficies interiores o exteriores del cuerpo.

Hay distintos tipos de carcinoma de mama. Los tipos más comunes son ductal o lobular.

- El **carcinoma de mama ductal** comienza en las células que recubren los conductos lácteos. Los conductos lácteos son tubos delgados que transportan la leche desde los lóbulos mamarios hasta el pezón. Es el tipo más común de cáncer de mama.
- El **carcinoma lobular** comienza en los lóbulos (glándulas secretoras de leche) de la mama.

Cualquier persona puede tener cáncer de mama, incluso los hombres. A pesar de algunas diferencias entre los hombres y las mujeres, el tratamiento es muy similar para todos los géneros.

Cómo se extiende el cáncer de mama

Las células cancerosas no se comportan como las células normales. Las células cancerosas difieren de las células normales según lo que se indica a continuación.

Tumor primario

Con el tiempo, las células cancerosas forman una masa llamada tumor primario.

Invasivo

Las células cancerosas pueden esparcirse sobre los tejidos circundantes. El cáncer de mama invasivo es el cáncer de mama que se ha esparcido desde los conductos lácteos o glándulas secretoras de leche (lóbulos) hacia el tejido mamario o los ganglios linfáticos próximos.

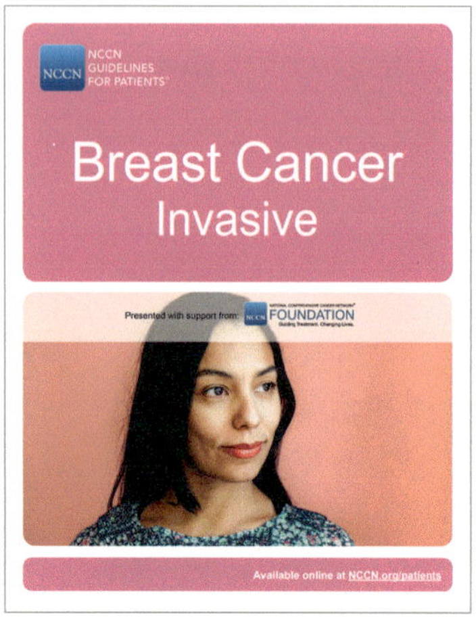

Consulte más información sobre cáncer de mama invasivo en *NCCN Guidelines for Patients: Cáncer de mama – invasivo* disponible en NCCN.org/patientguidelines.

Metástasis

A diferencia de las células normales, las células cancerosas pueden extenderse y formar tumores en otras partes del cuerpo. La metástasis se refiere a la extensión del cáncer. Durante este proceso, las células cancerosas se desprenden del primer tumor (primario) y viajan a través de los vasos sanguíneos o linfáticos hacia zonas más alejadas. Una vez en esas zonas, las células cancerosas pueden formar tumores secundarios.

- El cáncer que se ha extendido a partes del cuerpo cercanas, como los ganglios linfáticos axilares, se llama metástasis local. También se puede denominar enfermedad local/regional o localmente avanzada.
- Si el cáncer se extiende a una parte del cuerpo lejana del tumor primario se denomina metástasis a distancia.

El cáncer de mama puede hacer metástasis en casi cualquier lugar, pero con mayor frecuencia se extiende a los huesos (incluida la columna vertebral), los pulmones, el hígado, el cerebro o los ganglios linfáticos distantes. El cáncer de mama que hace metástasis en otras partes del cuerpo se sigue llamando cáncer de mama.

Puntos clave

- Cualquier persona puede padecer cáncer de mama.
- Las mamas contienen lóbulos, conductos, grasa, vasos sanguíneos y linfáticos, ligamentos y tejido conector. Los lóbulos son estructuras que producen leche. Los conductos transportan la leche materna desde los lóbulos hasta el pezón.
- El cáncer de mama suele comenzar en los conductos o lóbulos y, luego, se extiende hacia el tejido circundante.
- El cáncer de mama que es limitado y se encuentra solo en los conductos o lóbulos se llama no invasivo. El carcinoma ductal *in situ* (DCIS) se encuentra solo en los conductos.
- El cáncer de mama invasivo es cáncer que se ha desarrollado fuera de los conductos o lóbulos, en el tejido circundante. Una vez fuera de los conductos o lóbulos, el cáncer de mama puede extenderse a través de la linfa o la sangre hacia los ganglios linfáticos u otras partes del cuerpo.
- El cáncer de mama metastásico se ha extendido a partes distantes del cuerpo.

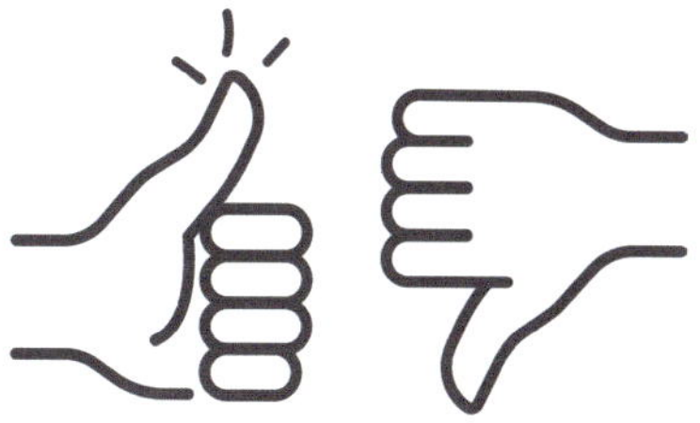

¡Cuéntenos qué opina!

Tómese un momento para completar una encuesta en línea sobre NCCN Guidelines for Patients.

NCCN.org/patients/response

2

Pruebas para detectar el cáncer de mama metastásico

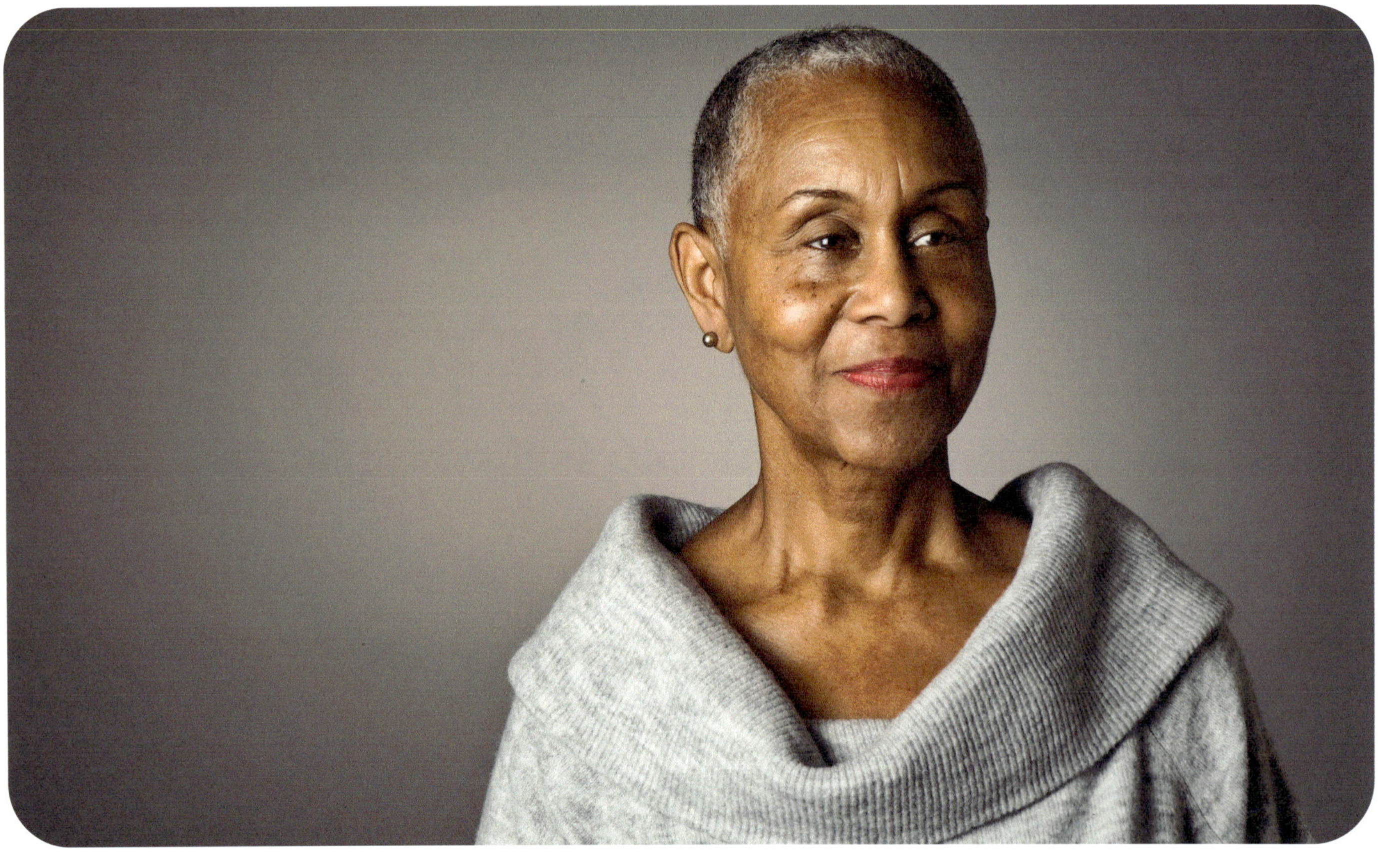

Los cánceres de mama metastásicos no son todos iguales. La planificación del tratamiento comienza con los estudios. Este capítulo presenta una descripción general de los estudios que puede realizarse y qué puede esperar.

Resultados de los estudios

Los resultados de los estudios de diagnóstico por imágenes y la biopsia se utilizarán para determinar su plan de tratamiento. Es importante que comprenda lo que significa cada estudio. Haga preguntas y guarde copias de los resultados de sus estudios. Los portales para pacientes en internet son una excelente manera de acceder a los resultados de sus estudios.

Tenga en cuenta lo siguiente:

- Vaya acompañado a las visitas al médico si es posible.
- Escriba preguntas y tome notas durante las citas. No tenga miedo de hacer preguntas a su equipo de atención. Conozca a su equipo de atención y ayúdelos para que lo conozcan a usted.
- Haga copias de los resultados de los análisis de sangre, de los exámenes de diagnóstico por imágenes y de los informes sobre el tipo específico de cáncer que tiene.
- Organice su documentación. Arme archivos para los formularios del seguro, la historia clínica y los tipos de estudio. Coloque la documentación en orden por fecha. Puede hacer lo mismo en su computadora.
- Haga una lista con la información de contacto de todos los miembros del equipo de atención. Agréguela a su teléfono. Coloque la lista en la puerta del refrigerador o guárdela en un lugar donde alguien pueda acceder a ella en caso de emergencia. Mantenga informado a su médico de atención primaria sobre los cambios en esta lista. Le recomendamos que mantenga a su médico de atención primaria. Son grandes socios en la atención.

Arme una carpeta médica

Un cuaderno o carpeta médica es una excelente manera de organizar toda su historia clínica en un solo lugar.

- Haga copias de los resultados de los análisis de sangre, de los exámenes de diagnóstico por imágenes y de los informes sobre su tipo específico de cáncer. Será útil al buscar una segunda opinión.
- Elija una carpeta que se adapte a sus necesidades. Procure que tenga un bolsillo con cremallera para llevar un bolígrafo, un pequeño calendario y las credenciales del seguro.
- Arme carpetas con los formularios de seguro, tipos de pruebas (sangre, imágenes, anatomopatología, radiología, genética), tratamientos y procedimientos. Organice el contenido de la carpeta por fecha.
- Agregue una sección para tomar notas y escribir preguntas.
- Use los portales para pacientes en internet para ver los resultados de los análisis u otros registros. Descargue o imprima los registros y guárdelos en su carpeta.
- Lleve su carpeta médica a las consultas. ¡Nunca se sabe cuándo puede necesitarla!

Pruebas de salud general

Antecedentes médicos

La historia clínica es un registro de todos los problemas de salud y tratamientos que ha tenido durante su vida. Esté preparado para enumerar las enfermedades o lesiones que ha tenido y cuándo ocurrieron. Lleve una lista de los medicamentos nuevos y antiguos e incluso los de venta libre, herbarios o los suplementos que esté tomando. Algunos suplementos interactúan y afectan las recetas que su médico puede darle. Informe a su médico sobre cualquier síntoma que tenga. Los antecedentes médicos, algunas veces llamados historia clínica, ayudan a determinar qué tratamiento es el mejor para usted.

Antecedentes familiares

Algunos cánceres, como otras enfermedades, pueden ser hereditarios. Su médico le preguntará sobre los antecedentes médicos de sus familiares consanguíneos. Esta información se llama antecedentes familiares. Pregunte a los miembros de ambos lados de su familia sobre problemas de salud como afecciones cardíacas, cáncer y diabetes, y a qué edad se los diagnosticaron. Es importante saber el tipo de cáncer específico o dónde comenzó el cáncer, si se encuentra en varios lugares y si se hicieron pruebas genéticas.

Lleve una lista de los medicamentos, vitaminas, medicamentos de venta libre, herbarios o suplementos que toma.

Examen físico

Durante un examen físico, su profesional de atención médica puede:

- Tomarle la temperatura, la presión arterial, el pulso y el ritmo de su respiración
- Comprobar su peso y altura
- Auscultarle el corazón y los pulmones
- Observar sus ojos, oídos, nariz y garganta
- Palpar y aplicar presión en distintas partes del cuerpo para ver si los órganos tienen tamaño normal, están blandos o duros o si duelen cuando los toca. Avise a su médico si siente dolor.
- Examinar sus mamas para detectar bultos, secreción o sangrado del pezón o cambios en la piel. Informe a su médico si ha notado cambios en sus mamas.
- Palparle el cuello y las axilas para detectar ganglios linfáticos agrandados. Informe al médico si siente bultos o tiene dolor.

Para conocer los posibles estudios, consulte la Guía 1.

Guía 1 **Posibles pruebas: Enfermedad metastásica (M1)**
Antecedentes médicos y examen físico
Hable sobre los objetivos del tratamiento, participe en una toma de decisiones compartida y documente el curso de la atención recibida
Hemograma completo (CBC) y panel metabólico completo (incluidas pruebas de función hepática y fosfatasa alcalina)
TC de tórax de diagnóstico con o sin contraste
TC con contraste de abdomen con o sin pelvis (se puede hacer una IRM con contraste en su lugar)
IRM de cerebro con contraste en caso de sospecha de síntomas en el sistema nervioso central (SNC)
IRM de columna vertebral con contraste en caso de dolor de espalda o síntomas de compresión de la médula
Gammagrafía ósea o TEP/TC con fluoruro de sodio, en caso de ser necesario
TEP/TC FDG, en caso de ser necesario
Radiografías de huesos sintomáticos y huesos largos y que soportan peso que se ven anormales en la gammagrafía ósea
Biopsia de tumor o metástasis y prueba de biomarcadores
Determinar el estado del tumor, inclusive: • el estado del receptor de estrógeno (ER) y del receptor de progesterona (PR) • el estado de HER2
Asesoramiento genético en caso de haber riesgo de cáncer de mama hereditario
Evaluar el malestar emocional

Fertilidad

El tratamiento puede afectar su fertilidad, la capacidad para tener hijos. Si cree que desea tener hijos en el futuro, consulte al médico la forma en que el cáncer y el tratamiento contra el cáncer podrían modificar su fertilidad. A fin de preservar su fertilidad, tal vez deba implementar alguna medida antes de comenzar el tratamiento contra el cáncer. Aquellas personas que deseen tener hijos en el futuro deberían consultar con un especialista en fertilidad para conversar acerca de las opciones disponibles antes de iniciar el tratamiento.

La preservación de la fertilidad consiste en dejar sus opciones abiertas, ya sea que sepa que desea tener hijos más adelante en la vida o que no tenga la certeza en este momento. Los especialistas en fertilidad y reproducción pueden ayudarle a decidir qué es lo mejor para su situación.

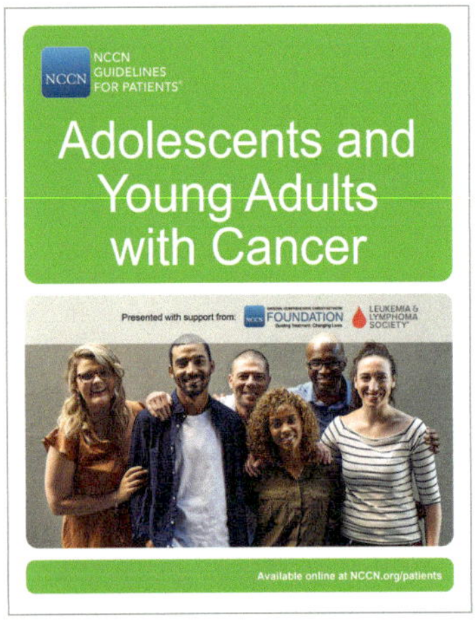

Puede encontrar más información sobre la preservación de la fertilidad en *NCCN Guidelines for Patients: Adolescentes y adultos jóvenes con cáncer*, disponible en NCCN.org/patientguidelines.

Alteración de la fertilidad

El tratamiento para el cáncer de mama puede hacer que su fertilidad se vea temporalmente alterada o interrumpida. Esta pérdida temporal de la fertilidad se relaciona con su edad en el momento de recibir el diagnóstico, además de los tipos, la dosis y la duración del tratamiento. Hable con su médico sobre sus preocupaciones y si está planeando un embarazo.

Prevención del embarazo

Es importante prevenir el embarazo durante el tratamiento. El cáncer y el tratamiento del cáncer pueden afectar los ovarios y dañar los espermatozoides. Es posible que no sea recomendable utilizar un método hormonal de control de la natalidad, por lo que le recomendamos consultar a su médico acerca de las opciones con las que cuenta, como dispositivos intrauterinos (DIU) y métodos de barrera. Los tipos de métodos de barrera incluyen preservativos, diafragmas, capuchones cervicales y esponja anticonceptiva.

Personas con ovarios

Las personas que pueden quedar embarazadas se someterán a una prueba de embarazo antes de comenzar el tratamiento. El tratamiento contra el cáncer puede dañar al bebé si está o queda embarazada durante el tratamiento. Por lo tanto, se recomienda adoptar medidas de control de la natalidad para prevenir el embarazo durante el tratamiento y posteriormente. Si está embarazada o amamantando en el momento del diagnóstico de cáncer, deberán evitarse ciertos tratamientos.

La menstruación, el flujo menstrual o “período” puede detenerse durante el tratamiento, pero a menudo reaparece dentro de los 2 años posteriores al tratamiento en mujeres de 40 años y menores. Todavía es posible que quede embarazada, aunque podría no tener el período. Por lo tanto, se recomienda un método de control de la natalidad durante el tratamiento y posteriormente. Consulte a su médico el mejor momento para planificar un embarazo.

Personas con testículos

El cáncer y el tratamiento contra el cáncer pueden dañar el esperma. Por lo tanto, utilice anticonceptivos (control de la natalidad) para prevenir el embarazo durante el tratamiento del cáncer y posteriormente. Si cree que desea tener hijos en el futuro, hable con su médico ahora. Una opción es el uso de un banco de esperma.

Análisis de sangre

Los análisis de sangre comprueban si hay signos de la enfermedad y el funcionamiento de los órganos. Se necesita una muestra de sangre, que se toma con una aguja que se coloca en una vena.

Prueba de embarazo

A quienes puedan quedar embarazadas se les entregará una prueba de embarazo antes de comenzar el tratamiento.

Hemograma completo

El hemograma completo (CBC) mide los niveles de glóbulos rojos, glóbulos blancos y plaquetas en la sangre. El médico averiguará si tiene suficientes glóbulos rojos para llevar oxígeno al cuerpo, glóbulos blancos para combatir infecciones y plaquetas para controlar el sangrado.

Panel metabólico completo

Un panel metabólico completo (PMC) es un análisis que mide 14 sustancias diferentes en la sangre. El PMC proporciona información importante sobre el funcionamiento de sus riñones e hígado y mide los electrolitos, entre otras cosas. El análisis de creatinina suele formar parte de un PMC. Este análisis mide el estado de los riñones.

Pruebas de función hepática

Las pruebas de función hepática (PFH) miden sustancias químicas que se producen o procesan en el hígado para observar el estado del hígado. Si los niveles son demasiado altos o bajos, esto indica que el hígado no funciona bien.

Fosfatasa alcalina

La fosfatasa alcalina (ALP) es una enzima que se encuentra en la sangre. Los niveles altos de ALP pueden ser un signo de que el cáncer se extendió a los huesos o al hígado. Es posible que se indique una gammagrafía ósea si usted tiene niveles altos de ALP.

Estudios de diagnóstico por imágenes

En los estudios de diagnóstico por imágenes, se toman fotografías del interior del cuerpo. En los estudios de diagnóstico por imágenes se observan el tumor primario, o dónde comenzó el cáncer, y buscan cáncer en otras partes del cuerpo. Un radiólogo, experto que interpreta los estudios de diagnóstico por imágenes de los estudios, redactará un informe y se lo enviará a su médico. Su médico analizará los resultados con usted.

Los siguientes estudios de diagnóstico por imágenes se enumeran en orden alfabético, pero no en orden de importancia.

Mamografía de diagnóstico bilateral

Una mamografía es una imagen del interior de su mama. Las imágenes se toman con rayos X. Una computadora combina los rayos X para formar imágenes detalladas. Las mamografías de diagnóstico examinan áreas específicas de su mama, que pueden no verse claramente en las mamografías de detección. Un radiólogo evaluará la mamografía de diagnóstico mientras usted espera para que se realicen de inmediato todas las pruebas adicionales que sean necesarias. Los resultados de la mamografía se utilizan para planificar el tratamiento. Otras pruebas pueden incluir una IRM o una ecografía mamaria.

Gammagrafía ósea

El cáncer de mama puede extenderse a los huesos. Una gammagrafía ósea es un estudio de imágenes que puede mostrar si el cáncer se ha extendido a los huesos. Este estudio se puede usar si tiene dolor en los huesos, si tiene un alto riesgo de metástasis óseas o si hay cambios en ciertos resultados del estudio. Es posible que se utilicen gammagrafías óseas para controlar el tratamiento. Se revisará todo el esqueleto.

Una gammagrafía ósea utiliza un radiomarcador para tomar imágenes de las zonas anormales en el interior de los huesos. Un radiomarcador es una sustancia que libera pequeñas cantidades de radiación. Antes de que se tomen las imágenes, se inyectará el radiomarcador en una vena. Pueden pasar algunas horas hasta que el radiomarcador entre en sus huesos.

Una cámara especial tomará imágenes del radiomarcador en los huesos a medida que se mueve por el cuerpo. Las áreas óseas dañadas usan más radiomarcador que el hueso sano y se muestran como puntos brillantes en las imágenes. El daño óseo puede producirse por cáncer, tratamiento contra el cáncer, lesiones previas u otros problemas de salud. Estas pruebas pueden ayudar a identificar áreas que podrían necesitar más análisis.

Radiografía de huesos

Una radiografía utiliza radiación de baja dosis para capturar una imagen a la vez. Un tumor cambia la manera en la que se absorbe la radiación y se verá en la radiografía. Las radiografías también sirven para mostrar problemas óseos. Si le duelen los huesos o éstos se ven anormales en una gammagrafía ósea, es posible que su médico indique radiografías.

Las imágenes y demás pruebas no siempre son precisas. Un equipo multidisciplinario debe revisar los resultados.

Exploración por TC

Una exploración por tomografía computada (TC o TAC) usa rayos X y tecnología para tomar imágenes del interior del cuerpo. Toma varias radiografías de la misma parte del cuerpo desde distintos ángulos. Todas las imágenes se combinan para hacer una imagen detallada.

La TC de pecho, abdomen o pelvis se puede utilizar como prueba para detectar el cáncer. En la mayoría de los casos, se utilizará contraste.

Medio de contraste

El material de contraste se utiliza para mejorar las imágenes del interior del cuerpo. Los materiales de contraste no son colorantes, sino sustancias que ayudan a realzar y mejorar las imágenes de varios órganos y estructuras en el cuerpo. Se usa para que las imágenes sean más claras. El medio de contraste no es permanente y se expulsa del cuerpo a través de la orina inmediatamente después de la prueba. Los tipos de contraste varían, pero son diferentes para la TC y la IRM.

Avise a sus médicos si ha tenido reacciones alérgicas al medio de contraste en el pasado, especialmente al yodo o a los mariscos, como las gambas. Esto es importante. Es posible que le administren medicamentos, como Benadryl y prednisona, para evitar los efectos de dichas alergias. Es posible que no se utilice el medio de contraste si tiene una alergia grave o si sus riñones no funcionan bien.

Exploración por IRM

Una exploración por imagen por resonancia magnética (IRM) usa ondas sonoras e imanes potentes para tomar fotografías del interior del cuerpo. No usa rayos X. Informe a su médico si tiene metales en el cuerpo.

IRM de mama

Si es necesario, se usará una resonancia magnética (IRM) de mama además de una mamografía. Se debe usar un medio de contraste. Se le colocará boca abajo en la máquina con los brazos por encima de la cabeza.

IRM de columna vertebral y cerebro

Se puede usar una IRM para detectar el cáncer de mama que se extendió (metástasis) a la columna vertebral o al cerebro. Para una IRM, se coloca un dispositivo alrededor de la cabeza. No se utiliza este dispositivo para una IRM de columna cerebral. Se debería utilizar contraste en una IRM.

Exploración por TEP/TC

Una tomografía por emisión de positrones (TEP) utiliza un fármaco radiactivo llamado radiomarcador. El radiomarcador es una sustancia que se inyecta en una vena para ver en qué lugar del cuerpo se encuentran las células cancerosas y para saber si están usando azúcar producida por el cuerpo para crecer. Las células cancerosas aparecen como puntos brillantes en las exploraciones por TEP. Sin embargo, no todos los tumores aparecerán en una exploración por TEP. Además, no todos los puntos brillantes son cáncer. Es normal que el cerebro, el corazón, los riñones y la vejiga se vean brillantes en la TEP. Cuando la exploración por TEP se combina con una TC se llama exploración por TEP/TC. Según el centro oncológico, puede realizarse con uno o dos equipos.

TEP/TC con fluoruro de sodio

En este estudio, el radiomarcador está compuesto por fluoruro de sodio.

TEP/TC FDG

Una TEP/TC FDG utiliza un radiomarcador llamado fluorodesoxiglucosa (FDG) F-18. Está compuesto por fluoruro y una forma simple de azúcar llamada glucosa. No puede comer o beber durante al menos 4 horas antes del estudio. Esta exploración es muy útil cuando los resultados de las otras imágenes no son claros. Puede ayudar a detectar el cáncer en los ganglios linfáticos y en zonas distantes. Si muestra con claridad que hay cáncer en el hueso, es posible que no se precisen una gammagrafía ósea ni una TEP/TC con fluoruro de sodio. La TEP/TC FDG se puede realizar al mismo tiempo que una TC utilizada para diagnóstico. Las exploraciones no son lo suficientemente sensibles como para captar depósitos microscópicos, pero pueden detectar metástasis más grandes.

Ecografía

La ecografía usa ondas sonoras de energía alta para generar imágenes del interior del cuerpo. Es similar a la ecografía utilizada para el embarazo. Se sujeta una sonda en forma de varilla y se mueve sobre su mama desnuda con un gel. También se puede colocar debajo de la axila. La ecografía es indolora y no utiliza rayos X, por lo que puede repetirse todas las veces que sea necesario. La ecografía sirve para mostrar áreas pequeñas de cáncer que se encuentran cerca de la superficie del cuerpo o sobre esta. A veces, se usa una ecografía o IRM de mama para guiar una biopsia.

Biopsia

Una biopsia es un procedimiento en el que se extraen muestras de fluido o tejido. La muestra se envía a un laboratorio para su análisis. Un anatomopatólogo examinará la biopsia para determinar si hay cáncer y redactará un informe anatomopatológico. Consulte sobre los resultados de su biopsia y qué significa para su tratamiento.

Hay distintos tipos de biopsias. Algunas biopsias se guían por imágenes, como una ecografía o una IRM. La biopsia se toma primero del tumor primario o principal. También se pueden hacer biopsias de otros tumores o tumores en diferentes áreas. Es posible que le extirpen tejido de la mama, los ganglios linfáticos o ambos. Si se identifica metástasis en las imágenes, se pueden hacer biopsias de otros sitios como los pulmones, el hígado o los huesos.

Los tipos de biopsias posibles incluyen:

- La **aspiración con aguja fina (AAF) o biopsia por punción con aguja gruesa (CB)** utiliza agujas de diferentes tamaños para extraer una muestra de tejido o líquido.
- La **biopsia por incisión** extrae una pequeña cantidad de tejido a través de un corte en la piel o en el cuerpo.
- La **biopsia líquida** utiliza una muestra de sangre para analizarla.

La biopsia por punción con aguja gruesa extrae más de una muestra de tejido. Las muestras son pequeñas. Se puede utilizar un "vacío" para extraer una muestra más grande. La aguja a menudo se guía hacia el tumor con imágenes. Cuando se usa una mamografía durante la biopsia, se denomina biopsia estereotáctica con aguja.

Biopsia

En una biopsia, se extrae una muestra del tumor. Hay distintos tipos de biopsia. Esta imagen muestra una biopsia con aguja guiada por ecografía.

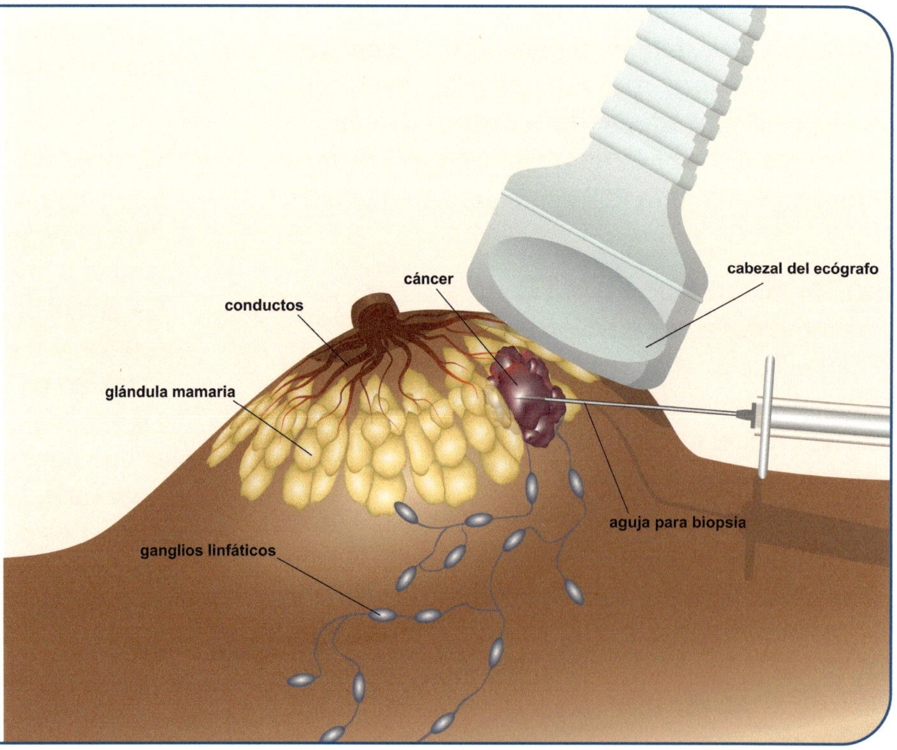

Se pueden colocar uno o más clips cerca del tumor mamario durante una biopsia. Los clips son pequeños, no provocan dolor y están hechos de metal. Se usan para marcar el sitio para futuros tratamientos e imágenes. Los clips permanecen en su lugar y pueden quedar en el cuerpo por un determinado período de tiempo.

Biopsia de metástasis

Una metástasis es la extensión del cáncer a un área del cuerpo como los huesos, los pulmones o el hígado. Es posible que se necesite una biopsia de las metástasis para confirmar la presencia de cáncer. Si hay más de una metástasis, se puede realizar una biopsia en una muestra de más de un sitio. El tipo de biopsia utilizado depende de la ubicación de la presunta metástasis y otros factores.

Biopsia líquida

Pueden encontrarse algunos cambios (mutaciones) anormales al analizar el ADN tumoral circulante (ctDNA) en la sangre. En una biopsia líquida, se extrae una muestra de sangre para buscar células cancerosas o fragmentos de ADN de células tumorales. A veces, las pruebas pueden agotar rápidamente una muestra tumoral y la biopsia líquida podría ser una opción en este caso.

Biopsia de ganglio linfático centinela

Un ganglio linfático centinela (SLN) es el primer ganglio linfático al que las células cancerosas tienen más probabilidades de extenderse desde un tumor primario. A veces, puede haber más de un ganglio linfático centinela. Se realiza una biopsia del ganglio linfático centinela (SLNB) durante la cirugía, como una mastectomía (cirugía para extirpar la mama) o tumorectomía (cirugía para extirpar el tumor), para determinar si alguna célula cancerosa se desplazó hacia los ganglios linfáticos. Los ganglios linfáticos extirpados se denominan ganglios centinela. Pueden o no contener células cancerosas. También se denomina biopsia del ganglio centinela (SNB).

Linfadenectomía

Hay dos tipos de cirugías para extirpar los ganglios linfáticos. La biopsia de ganglio linfático centinela detecta y extirpa los ganglios linfáticos donde se extendió por primera vez el cáncer de mama. En la linfadenectomía axilar se remueven los ganglios linfáticos de los niveles I y II.

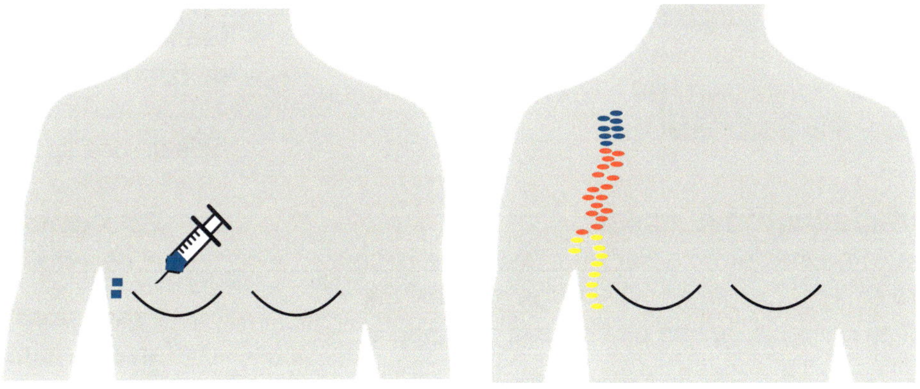

Biopsia de ganglio linfático centinela | **Biopsia de ganglio linfático axilar**

Ganglios centinela | **Nivel I** | **Nivel II** | **Nivel III**

Para encontrar los ganglios linfáticos centinela, se inyecta un material radiactivo y otros colorantes en el cuerpo cerca de la mama que circulan a través del sistema linfático de la mama a los ganglios linfáticos. Esto ayuda al cirujano a encontrar los ganglios linfáticos centinela entre los otros ganglios. Una vez que se encuentran los ganglios, se extirpa uno y se somete al análisis de un anatomopatólogo. Si hay cáncer, se puede extirpar más de un ganglio linfático.

Biopsia de ganglio linfático axilar

Un ganglio linfático axilar (ALN) drena linfa de la mama y áreas cercanas. En una biopsia de ganglio linfático axilar, se toma una muestra del ganglio linfático cerca de la axila con una aguja. Esto sirve para determinar si los ganglios linfáticos anormales observados en los estudios de diagnóstico por imágenes contienen células cancerosas. Se utilizará una biopsia por aspiración con aguja fina o por punción con aguja gruesa guiada por ecografía. Si hay cáncer, se denomina ganglio positivo (ganglio +).

Biopsia axilar dirigida

Actualmente los cirujanos hablan sobre la biopsia axilar dirigida. Este procedimiento generalmente abarca a todos los ganglios comprendidos en una biopsia del ganglio linfático centinela (SLNB) y a los ganglios que sean positivos o se consideren sospechosos, pero no se llega a una linfadenectomía axilar (ALND) completa, conforme se describe a continuación.

Linfadenectomía axilar

Una linfadenectomía axilar (ALND) es una cirugía para extirpar los ganglios linfáticos axilares. Se realiza después de que una biopsia del ganglio linfático axilar o una biopsia del ganglio linfático centinela muestre que hay cáncer en los ganglios linfáticos (llamado ganglio positivo). Luego, en una linfadenectomía axilar se extirpará cualquier otro ganglio linfático que contenga cáncer. La extirpación de los ganglios linfáticos puede provocar linfedema y otros problemas de salud.

Hay tres niveles de ganglios linfáticos axilares:

- **Nivel I**: ganglios ubicados debajo del borde inferior del músculo torácico
- **Nivel II**: ganglios ubicados debajo del músculo torácico
- **Nivel III**: ganglios ubicados por encima del músculo torácico y cerca de la clavícula

En una linfadenectomía axilar generalmente se extirpan los ganglios linfáticos axilares de nivel I y II. Para más información sobre el momento en que deben hacerse las biopsias, hable con su equipo de atención.

Estado de los receptores de hormonas

Las hormonas son sustancias producidas por una glándula del cuerpo. La sangre transporta hormonas por todo el cuerpo. Un receptor es una proteína que se encuentra en el interior o en la superficie de una célula. Las sustancias como las hormonas se adhieren (unen) a estos receptores. Esto provoca cambios dentro de la célula.

Las hormonas reconocen y se unen a receptores de hormonas específicos.

Existen dos tipos de receptores de hormonas:

- **Estrógeno**: cumple una función en el desarrollo de la mama
- **Progesterona**: cumple una función en el ciclo menstrual y el embarazo

Una vez que estas hormonas se unen a los receptores dentro de las células del cáncer de mama, pueden hacer que el cáncer se extienda. Cuando se detectan, se puede utilizar el tratamiento hormonal para enfocarse en estos receptores.

Inmunohistoquímica

La inmunohistoquímica (IHQ) es un proceso de tinción especial que implica incorporar marcadores químicos a las células. Luego, estas células se estudian con un microscopio. La IHQ puede detectar receptores de estrógeno y progesterona en las células del cáncer de mama. Un anatomopatólogo medirá cuántas células tienen receptores de estrógeno y/o progesterona y la cantidad de receptores dentro de cada célula.

Receptor de hormonas positivo

En el caso del cáncer de mama con receptores de hormonas positivos (HR+), la IHQ detecta receptores de estrógeno o progesterona en al menos 1 de cada 100 células cancerosas. Estos cánceres suelen denominarse simplemente cáncer con receptor de hormonas positivo. La mayoría de los cánceres de mama son HR+.

Existen dos tipos de células con HR+:

- Las células cancerosas con **receptor de estrógeno positivo (ER+)** pueden necesitar estrógeno para crecer. Si se realiza un tratamiento para bloquear la producción de estrógeno o la señalización del receptor de estrógeno, es posible que estas células dejen de crecer o mueran.
- Las células cancerosas con **receptor de progesterona positivo (PR+)** necesitan progesterona para crecer. Se cree que la expresión del PR indica que el tumor es dependiente del estrógeno.

El cáncer de mama con receptor de hormonas positivo se trata con tratamiento hormonal, que bloquea la señalización del receptor de estrógeno.

Receptor de hormonas negativo

Las células de cáncer de mama con receptores de hormonas negativos (HR-) no tienen receptores de estrógeno o progesterona. Este tipo de cáncer a veces se llama simplemente cáncer con receptor de hormonas negativo. Los cánceres con receptores de hormonas negativos suelen crecer más rápido que los cánceres con receptores de hormonas positivos.

Existen dos tipos de células con HR-:

- Las células cancerosas con **receptor de estrógeno negativo (ER-)** no tienen receptores de estrógeno. Estas células cancerosas no precisan estrógeno para crecer y siguen creciendo a pesar del tratamiento para bloquear el estrógeno.
- Las células cancerosas con **receptor de progesterona negativo (PR-)** no necesitan progesterona para crecer.

Estado de HER2

El receptor 2 del factor de crecimiento epidérmico humano (HER2) es una proteína que participa en el crecimiento normal de las células. Se encuentra en la superficie de todas las células. Cuando las cantidades son altas, hace que las células crezcan y se dividan. Algunos cánceres de mama tienen demasiados receptores o genes HER2. Cuando hay demasiados HER2, se denomina HER2-positivo (HER2+). Es posible que también se lo conozca como sobreexpresión o amplificación de HER2.

Existen dos pruebas para HER2:

- La **inmunohistoquímica (IHQ)** mide los receptores. Si la puntuación de IHQ es 3 o superior, el cáncer es HER2+. Si la puntuación es 0 o 1, se considera que es HER2-. Si la puntuación es 2 o superior, deben realizarse más pruebas.
- La **hibridación *in situ* (ISH)** cuenta la cantidad de copias del gen HER2. Esta prueba se realiza principalmente cuando la puntuación de IHQ no es clara.

Es posible que le hagan más de una prueba de HER2. Las pruebas de HER2 se realizan con una muestra de biopsia.

Pruebas de biomarcadores

Se puede analizar una muestra de una biopsia del tumor para detectar mutaciones/alteraciones específicas del ADN (ácido desoxirribonucleico), niveles de proteína u otras características moleculares. Esta información se utiliza para elegir el mejor tratamiento para usted. Algunas veces también se llaman estudios moleculares, perfiles tumorales o pruebas genómicas.

Las pruebas de biomarcadores incluyen pruebas de genes o sus productos (proteínas). Identifica la presencia o ausencia de mutaciones y ciertas proteínas que podrían indicar el tratamiento. Las proteínas se escriben así: BRCA. Los genes se escriben en cursiva de la siguiente manera: *BRCA*. El estado de HER2 y del receptor de hormona son parte de las pruebas de biomarcadores. No todas las pruebas que se enumeran a continuación se realizan para todos los pacientes. El equipo de atención le recomendará los mejores tipos de pruebas de biomarcadores que son importantes para usted.

Marcadores tumorales

Es posible que se analice su sangre o la biopsia para detectar proteínas. Estas proteínas se llaman marcadores tumorales.

Prueba de carga mutacional del tumor

Si hay 10 o más mutaciones por millón de pares de bases de ADN tumoral, se denomina carga mutacional tumoral alta (TMB-H). La TMB-H se puede utilizar para ayudar a predecir la respuesta al tratamiento del cáncer mediante inhibidores del punto de control inmunitario que se dirigen a las proteínas llamadas proteína de muerte programada 1 (PD-1) y ligando 1 de muerte programada (PD-L1).

Prueba de mutación tumoral

Es posible que se utilice una muestra de sangre o del tumor para ver si las células cancerosas tienen mutaciones específicas. En las pruebas de mutación tumoral, solo se analiza el tumor y no el resto del cuerpo.

MSI-H/dMMR

Los microsatélites son cadenas cortas y repetidas de ADN. Cuando se producen errores o defectos, se solucionan con proteínas de reparación de desajustes (MMR). Algunos tipos de cáncer impiden que se corrijan estos errores. Esto se denomina inestabilidad de microsatélites (MSI) o reparación de desajustes deficiente (dMMR). Cuando las células cancerosas tienen más de una cantidad normal de microsatélites, se denomina inestabilidad de microsatélites alta (MSI-H). Esto a menudo se debe a los genes dMMR y es poco común en el cáncer de mama.

Fusiones del gen *NTRK*

En un tumor con una fusión del gen *NTRK*, se fusionan o unen una porción del gen *NTRK* y una porción de otro gen. Esto activa el gen *NTRK* de una manera que provoca un crecimiento descontrolado de células. Larotrectinib (Vitrakvi) y entrectinib (Rozlytrek) podrían ser utilizados para tratar el cáncer avanzado o metastásico positivo para la fusión del gen *NTRK*. Las fusiones del gen *NTRK* son poco frecuentes.

Las pruebas llevan tiempo. Los resultados de las pruebas pueden tardar días o semanas en llegar.

Prueba de PD-1 y PD-L1

La proteína de muerte programada 1 (PD-1) y el ligando 1 de muerte programada (PD-L1) son proteínas que regulan el sistema inmunitario. Si alguna de estas proteínas se expresa en la superficie de las células cancerosas, puede provocar que las células del sistema inmunitario ignoren las células cancerosas e inhiban la respuesta inmunitaria antitumoral. Cuando la PD-1 se une al PD-L1, evita que el sistema inmunitario ataque las células cancerosas. Si el cáncer expresa alguna de las dos proteínas, es posible que reciba un tratamiento que combine quimioterapia y un tratamiento con inhibidores del punto de control. Esto está diseñado para activar el sistema inmunitario a fin de que combata mejor a las células cancerosas.

Pruebas genéticas

Aproximadamente 1 de cada 10 cánceres de mama son hereditarios. Según sus antecedentes familiares u otras características de su cáncer, es posible que el profesional de atención médica le indique pruebas genéticas hereditarias para obtener más información sobre el cáncer que padece. Un asesor genético o proveedor calificado hablará con usted sobre los resultados. Los resultados de las pruebas se pueden utilizar para guiar la planificación del tratamiento.

Los análisis genéticos se realizan con sangre o saliva (escupir en una taza). El objetivo consiste en buscar mutaciones genéticas heredadas de sus padres biológicos, llamadas mutaciones de la línea germinal. Algunas mutaciones pueden ponerlo en riesgo de tener más de un tipo de cáncer. También puede transmitir estos genes a sus hijos. Además, los familiares pueden ser portadores de estas mutaciones. Informe a su médico si tiene antecedentes familiares de cáncer.

Pruebas de *BRCA*

Todas las personas tienen genes *BRCA*. Los genes *BRCA* normales ayudan a prevenir el desarrollo de los tumores. Colaboran con la reparación de las células dañadas y permiten que las células crezcan de forma normal. Las mutaciones de *BRCA* lo ponen en riesgo de contraer más de un tipo de cáncer. Las mutaciones en *BRCA1* o *BRCA2* aumentan el riesgo de contraer cáncer de mama, ovarios, próstata, páncreas, colorrectal o melanoma. Los genes *BRCA* con mutación también pueden afectar la eficacia de algunos tratamientos.

¿Cuáles son sus antecedentes médicos familiares?

Algunos tipos de cáncer y otras enfermedades son hereditarios, es decir, se relacionan con usted a través de los genes que se trasmiten de padres a hijos. Esta información se llama antecedentes médicos familiares. Puede preguntar a los miembros de su familia sobre problemas de salud como afecciones cardíacas, cáncer y diabetes, y a qué edad se los diagnosticaron. En caso de parientes que hayan muerto, pregunte la causa y la edad en que murieron.

Empiece por sus padres, hermanos e hijos. Luego, hable con sus medio hermanos, tíos, sobrinos, abuelos y nietos.

Escriba todo lo que averigüe sobre sus antecedentes familiares y compártalo con el profesional de atención médica.

Algunas de las preguntas que debe hacer son:

- ¿Tiene alguna enfermedad crónica, como una cardiopatía o diabetes, o problemas de salud como hipertensión arterial o colesterol alto?
- ¿Ha tenido alguna otra enfermedad, como cáncer o accidente cerebrovascular?
- ¿Qué edad tenía cuando recibió el diagnóstico de cada una de estas enfermedades y problemas de salud?
- ¿Cuál es la ascendencia de su familia? ¿De qué países proceden sus antepasados?

Detección del malestar emocional

Es normal tener sentimientos fuertes sobre el diagnóstico de cáncer y éstos también pueden cambiar día a día y semana tras semana. Hable con su médico y con aquellas personas con quienes se siente a gusto sobre cómo se siente. Hay servicios y personas que pueden ayudarle. Cuenta con apoyo y asesoramiento disponibles. Lidiar con un diagnóstico de cáncer algunas veces puede ser estresante y provocar angustia. El equipo de atención evaluará su nivel de malestar emocional. Esto es parte de su atención del cáncer.

El malestar emocional es una experiencia desagradable de naturaleza mental, física, social o espiritual. Puede afectar cómo uno se siente, piensa y actúa. El malestar emocional puede incluir sentimientos de tristeza, miedo, impotencia, preocupación, ira y culpa. También puede sufrir depresión, ansiedad y problemas para dormir.

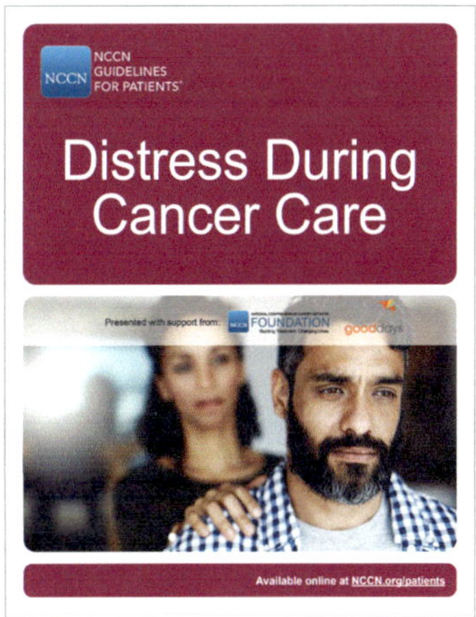

Consulte más información en *NCCN Guidelines for Patients: Manejo del malestar emocional – malestar emocional durante el tratamiento del cáncer*, disponible en NCCN.org/patientguidelines.

Estado funcional

El estado funcional es el nivel general de aptitud física de una persona y su capacidad para realizar tareas de la vida diaria. Su estado de salud general se calificará mediante una escala de estado funcional llamada ECOG (Eastern Cooperative Oncology Group) o KPS (Karnofsky Performance Status).

Estado funcional según la escala ECOG

La puntuación del estado funcional (PS) según la escala ECOG varía de 0 a 4.

- PS 0 significa que usted está plenamente activo.
- PS 1 significa que todavía es capaz de realizar actividades de intensidad leve a moderada.
- PS 2 significa que todavía puede cuidar de sí mismo, pero no está activo.
- PS 3 significa que más de la mitad del tiempo debe permanecer sentado o acostado.
- PS 4 significa que requiere que una persona cuide de usted y debe permanecer sentado o acostado.

En el cáncer de mama, el estado funcional podría calificarse como bueno o malo. Por lo general, un buen estado funcional equivale a PS 0 o PS 1.

Estado funcional según la escala Karnofsky

La puntuación del estado funcional (PS) según la escala Karnofski (KPS) oscila entre el 0 y el 100.

- 10 a 40 significa que usted no puede cuidar de sí mismo sin la ayuda de otros.
- 50 a 70 significa que usted no puede trabajar y necesita algo de ayuda para cuidarse.
- 80 a 100 significa que usted es completamente independiente y puede llevar a cabo las tareas de la vida diaria.

Puntos clave

- Las pruebas se utilizan para detectar el cáncer, planificar el tratamiento y comprobar qué tan bien funciona el tratamiento.
- Se le realizará un examen físico, que incluye un examen de mamas, para comprobar si se detecta algo anormal al tacto o a la vista.
- El tratamiento puede afectar su fertilidad, la capacidad para tener hijos.
- Los análisis de sangre comprueban si hay signos de la enfermedad y el funcionamiento de los órganos.
- En los estudios de diagnóstico por imágenes, se toman fotografías del interior del cuerpo.
- Una mamografía de diagnóstico bilateral incluye imágenes detalladas de ambas mamas. Es diferente a una mamografía de detección.
- Durante una biopsia, se extraen muestras de tejido o líquidos para analizar. Se necesitan muestras para confirmar la presencia de cáncer y para realizar pruebas en células cancerosas.
- Se analizará el estado y el grado (histología) del receptor de estrógeno (ER) de la muestra obtenida de una biopsia de su tumor.
- Algunos tipos de cáncer de mama crecen a causa de hormonas como el estrógeno y la progesterona. Se realizarán pruebas para determinar si se trata de cáncer de mama con receptores de hormonas positivos (HR+).
- Algunos cánceres de mama tienen demasiados receptores de hormonas, HER2 o ambos.
- Se analizará la muestra de una biopsia de su tumor para detectar biomarcadores o proteínas, como HER2.
- Aproximadamente 1 de cada 10 cánceres de mama son hereditarios. Según sus antecedentes familiares u otras características de su cáncer, es posible que su profesional de atención médica le indique pruebas genéticas hereditarias o lo derive a un asesor genético.
- Un ganglio linfático centinela (SLN) es el primer ganglio linfático al que las células cancerosas tienen más probabilidades de extenderse desde un tumor primario. Se puede hacer una biopsia del ganglio linfático centinela (SNLB) para detectar si hay cáncer.
- Los portales en línea son una excelente manera de acceder a los resultados de sus estudios.

3

Estadificación del cáncer de mama

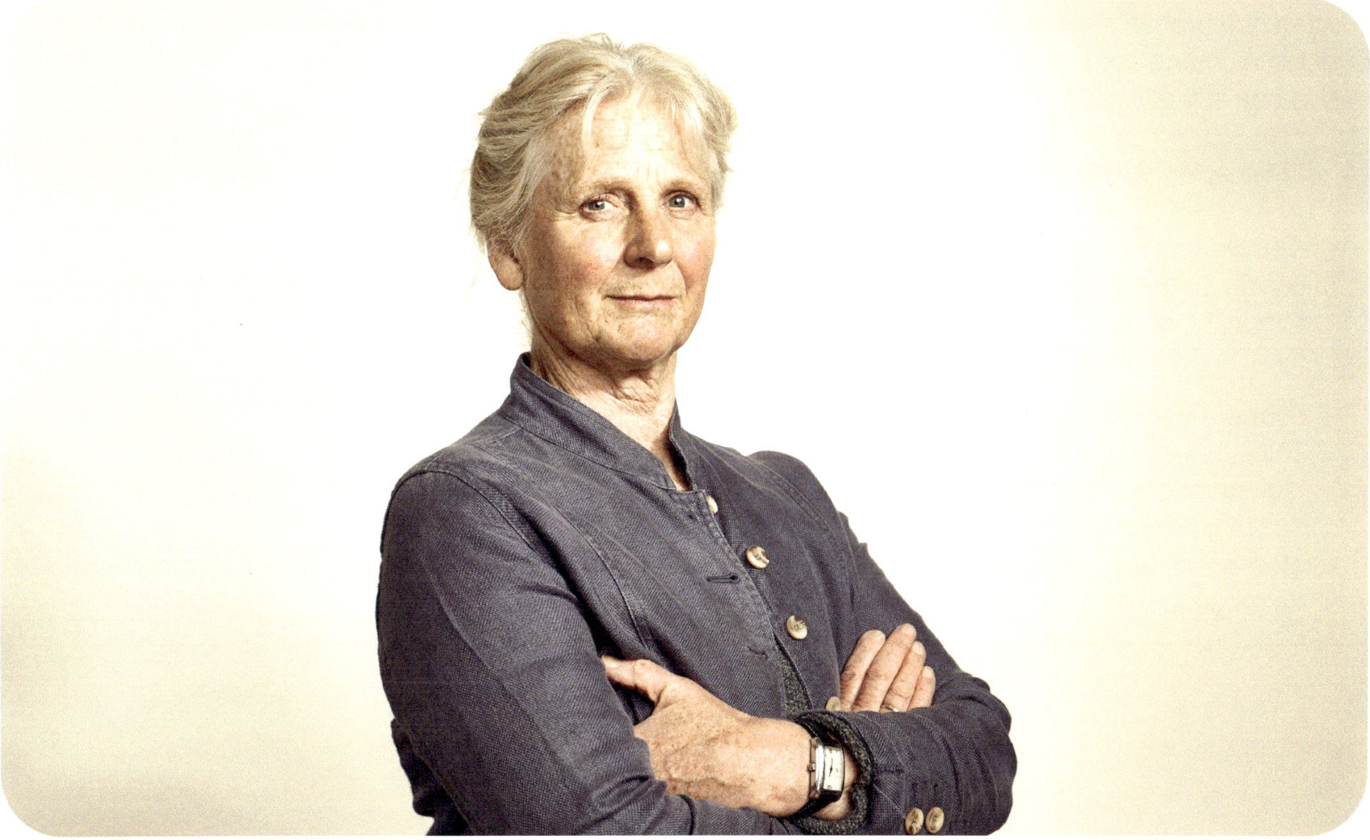

La estadificación del cáncer se usa para reflejar el pronóstico y para orientar las decisiones sobre el tratamiento. Describe el tamaño y la ubicación del tumor y si el cáncer se extendió a los ganglios linfáticos o a otros órganos o partes del cuerpo. En el cáncer de mama metastásico, el tumor puede ser de cualquier tamaño, el cáncer puede detectarse en los ganglios linfáticos y puede extenderse a otras partes del cuerpo.

Descripción general

El American Joint Committee on Cancer (AJCC) creó un sistema de estadificación para determinar el nivel de cáncer en el cuerpo, dónde se encuentra y de qué subtipo es. Este procedimiento se llama estadificación. Según la prueba, se asignará un estadio al cáncer. La estadificación ayuda a predecir el pronóstico y a tomar decisiones sobre el tratamiento. El pronóstico es el curso que probablemente tomará su cáncer. El sistema creado por el AJCC es solo un tipo de sistema de estadificación.

La estadificación puede ser:

- **Anatómica**: en función de la extensión del cáncer según lo definido por el tamaño del tumor (T), el estado de los ganglios linfáticos (N) y la metástasis a distancia (M).
- **Pronóstica**: incluye los rasgos anatómicos TNM más el grado tumoral y el estado de los biomarcadores, como el receptor 2 del factor de crecimiento epidérmico humano (HER2), el receptor de estrógeno (ER) y el receptor de progesterona (PR).

Los estadios pronósticos se dividen en clínicos y anatomopatológicos. El estadio anatomopatológico se aplica a quienes se han sometido a una cirugía como tratamiento inicial para el cáncer de mama. La estadificación del cáncer de mama a menudo se realiza en dos oportunidades: antes y después de la cirugía.

- El **estadio clínico (c)** es la calificación otorgada antes del tratamiento. Se basa en un examen físico, biopsia y estudios de diagnóstico por imágenes. Por ejemplo, puede calificarse como cN2 o cM1.
- El **estadio anatomopatológico (p)** o quirúrgico se determina al examinar el tejido extraído durante la cirugía. Por ejemplo, puede calificarse como pN2. Si se le administra tratamiento farmacológico antes de la cirugía, entonces la calificación sería similar a ypT3.

La estadificación se basa en una combinación de información para llegar a un estadio final numerado. A menudo no se dispone de toda la información en la evaluación inicial. Se puede recopilar más información a medida que comienza el tratamiento. Es posible que los médicos expliquen el estadio del cáncer de maneras diferentes a las que se describen a continuación.

Información que se recaba durante la estadificación:

- **La extensión (el tamaño) del tumor (T):** ¿Qué tan grande es el cáncer? ¿Se ha extendido a zonas cercanas?
- **La extensión a los ganglios linfáticos cercanos (N):** ¿El cáncer se ha extendido a los ganglios linfáticos cercanos? En caso afirmativo, ¿a cuántos? ¿Dónde?
- **La extensión (metástasis) hacia zonas alejadas (M):** ¿El cáncer se ha extendido a órganos distantes, como los pulmones o el hígado?
- **Estado de receptores de estrógeno (ER):** ¿El cáncer tiene la proteína llamada receptor de estrógeno?
- **Estado de receptores de progesterona (PR):** ¿El cáncer tiene la proteína llamada receptor de progesterona?
- **Estado del receptor 2 del factor de crecimiento epidérmico humano (HER2):** ¿El cáncer produce demasiada cantidad de una proteína llamada HER2?
- **Grado del cáncer (G):** ¿Cuánto se parecen las células cancerosas a las células normales?
- **Pruebas de biomarcadores:** ¿El cáncer tiene algún gen, proteína, marcador o mutación que pueda indicar el tratamiento?

Clasificación TNM

El sistema TNM (tumor, ganglio y metástasis) se usa para estadificar el cáncer de mama. En este sistema, las letras T, N y M describen una ubicación diferente del crecimiento del cáncer. Según los resultados de los estudios, su médico asignará una puntuación o un número a cada letra. Cuanto más alto el número, más grande será el tumor o mayor será la extensión del cáncer. Estas puntuaciones se combinarán para asignar un estadio al cáncer. Un ejemplo del sistema TNM se vería así: T2N0M1 o T2, N0, M1.

- **T (tumor):** profundidad y extensión de los tumores principales (primarios) en una o ambas mamas
- **N (ganglio):** si el cáncer se ha extendido a los ganglios linfáticos cercanos (regional).
- **M (metástasis):** si el cáncer se ha extendido a partes distantes del cuerpo o hizo metástasis.

Grado

El grado describe qué tan anormales se ven las células tumorales bajo un microscopio (llamado histología). Los cánceres de alto grado tienden a crecer y extenderse más rápido que los cánceres de bajo grado. GX significa que no se puede determinar el grado, seguido de G1, G2 y G3. G3 es el grado más alto para el cáncer de mama. Un tumor de bajo grado tiene un menor riesgo de recurrencia. Un tumor de alto grado tiene un mayor riesgo de recurrencia (reaparición del cáncer).

- **GX:** no se puede determinar el grado
- **G1:** bajo grado
- **G2:** grado intermedio
- **G3:** alto grado

Estadios numerados

Los estadios numerados se basan en la clasificación de TNM. Los estadios van del estadio 1 al estadio 4, que es el más avanzado. Los médicos indican estos estadios como estadio I, estadio II, estadio III y estadio IV. Por ejemplo, el carcinoma ductal *in situ* (DCIS) es de estadio 0 o Tis, N0, M0.

El estadio 0 es no invasivo

El cáncer de mama no invasivo se califica como de estadio 0. El DCIS se encuentra solo en los conductos (Tis). No se ha extendido al tejido mamario circundante, los ganglios linfáticos (N0) o sitios distantes (M0).

Los estadios 1, 2 y 3 son invasivos

El cáncer de mama invasivo se califica como de estadio 1, 2 o 3. Se ha desarrollado fuera de los conductos, de los lóbulos o del tejido mamario. Este cáncer puede encontrarse en los ganglios linfáticos axilares.

El estadio 4 es metastásico

En el cáncer de mama en estadio 4, el cáncer se extendió a sitios distantes (M1), pero también se puede encontrar en los ganglios linfáticos axilares. El tumor puede ser de cualquier tamaño (cualquier T). Es posible que su primer diagnóstico sea de cáncer de mama metastásico de estadio 4 (llamado *de novo*), o este puede desarrollarse a partir de estadios anteriores.

Estadificación clínica

Estadificación clínica de los ganglios linfáticos antes de la cirugía

- (amarillo) **El cáncer está en los ganglios axilares**
- (rojo) **El cáncer está en los ganglios mamarios internos**
- (azul) **El cáncer está en los ganglios infraclaviculares**
- (verde) **El cáncer está en los ganglios supraclaviculares**

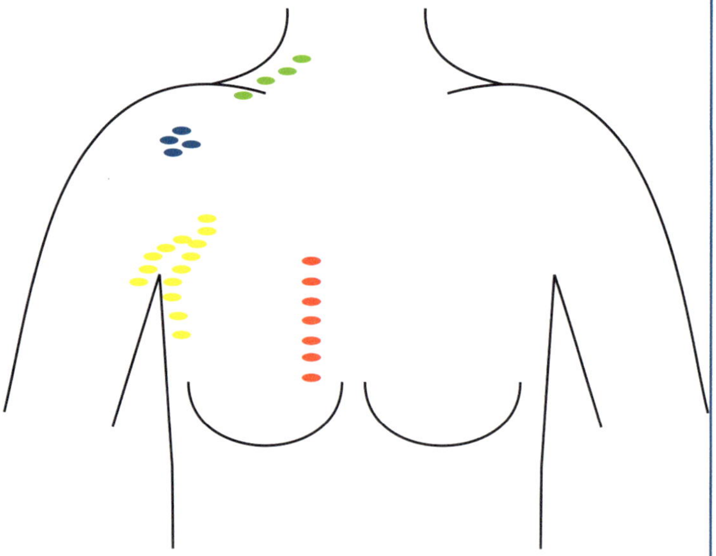

Estadios

El cáncer de mama en estadio 4 es cáncer de mama metastásico o MBC. En el cáncer de mama en estadio 4, el cáncer se extendió a sitios distantes (M1), pero también se puede encontrar en los ganglios linfáticos axilares. El tumor puede ser de cualquier tamaño (cualquier T). Es posible que su primer diagnóstico sea de cáncer de mama metastásico de estadio 4 (llamado *de novo*), o este puede desarrollarse a partir de estadios anteriores.

La estadificación anatómica del cáncer de mama es compleja. Tiene en cuenta lo que se puede sentir durante un examen físico, lo que se puede ver en los estudios de diagnóstico por imágenes y lo que se encuentra durante una biopsia o cirugía. Guarde copias de sus informes anatomopatológicos. El informe anatomopatológico puede incluir muchas abreviaturas como pN0(mol+), ypT2 o cN3. Su médico puede ayudarlo a explicar lo que significan.

T = Tumor

El tamaño del tumor primario se puede medir en centímetros (cm) o milímetros (mm). Un guisante grande mide 1 cm (10 mm). Una pelota de golf mide 4 cm (40 mm). Una micrometástasis es una célula cancerosa muy pequeña que mide menos de 2 mm. Podría escribirse como T1mi.

- **T1:** el tumor mide 2 cm o menos
- **T1mi:** es un tumor microinvasivo que mide 2 mm o menos
- **T2:** el tumor mide de 2,1 cm a 5 cm
- **T3:** el tumor mide más de 5 cm
- **T4:** el tumor es de cualquier tamaño y ha invadido estructuras cercanas como la pared torácica y la piel de la mama

N = Ganglios linfáticos regionales

En todo el cuerpo hay cientos de ganglios linfáticos. Funcionan como filtros para ayudar a combatir las infecciones y eliminar las sustancias nocivas del cuerpo. Los ganglios linfáticos regionales son aquellos que se encuentran cerca del tumor en la mama. Si el cáncer de mama se extiende, a menudo se dirige primero a los ganglios linfáticos cercanos que se encuentran debajo del brazo. También se puede extender a los ganglios linfáticos que se encuentran cerca de la clavícula o cerca del esternón. Saber si el cáncer se ha extendido a los ganglios linfáticos ayuda a los médicos a encontrar la mejor manera de tratarlo.

- **N0** significa que no hay cáncer en los ganglios linfáticos regionales.
- **N1, N2, N3** significa que hay metástasis en los ganglios linfáticos regionales. Cuanto mayor es el número, más ganglios linfáticos tienen metástasis.
- **N1mi** significa que hay micrometástasis en los ganglios linfáticos.

M = Metástasis

El cáncer que se ha extendido a partes distantes del cuerpo se muestra como M1. Esto es cáncer de mama metastásico (MBC). Los sitios más comunes para la metástasis son los huesos y el pulmón.

- **M0** significa que no hay metástasis a distancia.
- **M1** significa que hay metástasis a distancia. Esto es cáncer de mama metastásico.

Puntos clave

- La estadificación ayuda a predecir el pronóstico y a orientar la toma de decisiones sobre el tratamiento.
- Los médicos clasifican el cáncer de mama en el cuerpo con el sistema TNM (tumor, ganglio y metástasis).
- La estadificación del cáncer de mama a menudo se realiza en dos oportunidades: antes y después de la cirugía.
- El estadio clínico (c) es la calificación otorgada antes del tratamiento. Se escribe como cTNM.
- El estadio anatomopatológico (p) se basa en los resultados del tejido que se extirpó durante la cirugía. Se escribe como pTNM.
- El grado describe qué tan anormales se ven las células tumorales bajo un microscopio (llamado histología).
- Los ganglios linfáticos regionales se encuentran cerca de la mama.
- Es posible que los médicos expliquen el estadio del cáncer de maneras diferentes para que sean menos confusas.

¡Nos interesan sus comentarios!

Nuestro objetivo es brindar información útil y fácil de entender sobre el cáncer.

Complete nuestra encuesta para hacernos saber lo que hemos hecho bien y lo que podríamos hacer mejor:

NCCN.org/patients/feedback

4

Resumen del tratamiento

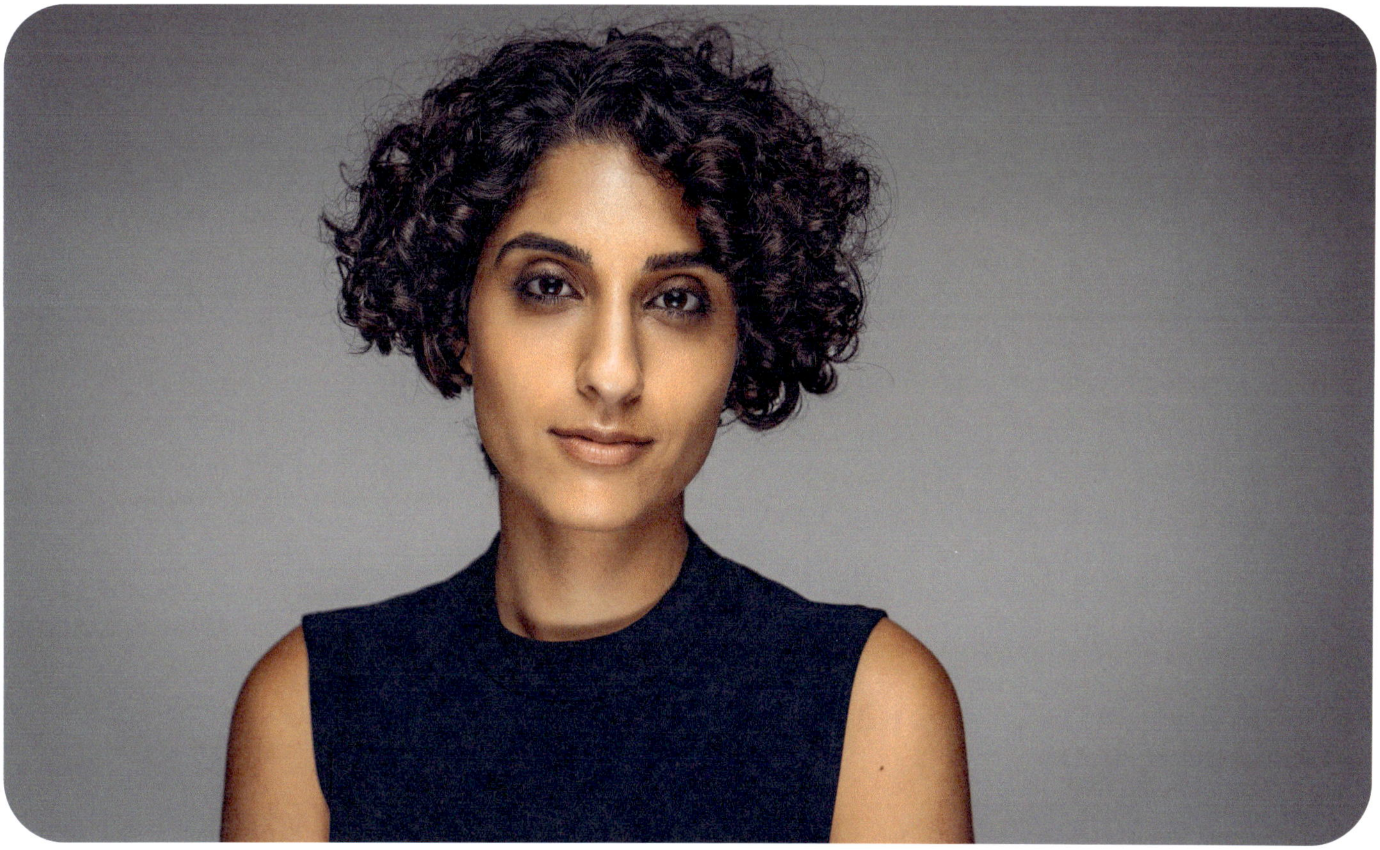

Hay más de un tratamiento para el cáncer de mama metastásico. En este capítulo, se describen las opciones de tratamiento y qué esperar. Juntos, usted y su médico elegirán el plan de tratamiento que sea mejor para usted.

Equipo de atención

El tratamiento del cáncer de mama requiere un abordaje en equipo. Las decisiones sobre el tratamiento deben estar a cargo de un equipo multidisciplinario (MDT). Un equipo multidisciplinario es un equipo de médicos, trabajadores de la salud y asistentes sociales de diferentes entornos profesionales que tengan conocimiento y experiencia sobre su tipo de cáncer. Este equipo debe reunirse para planificar e implementar su tratamiento. Pregunte quién coordinará su atención.

Algunos integrantes de su equipo de atención lo acompañarán durante todo el tratamiento del cáncer, en tanto otros estarán presentes durante ciertos momentos. Conozca a su equipo de atención y ayúdelos para que lo conozcan a usted.

Según su diagnóstico, el equipo puede incluir los siguientes especialistas:

- Un **anatomopatólogo** analiza las células, los tejidos y los órganos extraídos durante una biopsia o cirugía y aporta un diagnóstico de cáncer, estadificación e información sobre las pruebas de biomarcadores.
- El **radiólogo especializado en diagnóstico** interpreta los resultados de las radiografías y otros estudios de diagnóstico por imágenes.
- El **radiólogo intervencionista** realiza biopsias con aguja, endoscopias y procedimientos de ablación y coloca vías para los tratamientos.
- El **cirujano oncólogo** realiza operaciones para extirpar el cáncer.
- El **cirujano plástico** se ocupa de la reconstrucción mamaria, si así lo desean quienes se han sometido a una mastectomía.
- El **oncólogo médico** trata el cáncer en adultos con tratamiento sistémico.
- El **radiooncólogo** prescribe y planifica la radioterapia para tratar el cáncer.
- El **anestesiólogo** administra la anestesia, un medicamento para que no sienta dolor durante las operaciones o procedimientos.
- Los **residentes y becarios** son médicos que continúan su formación, en algunos casos, para convertirse en especialistas en un determinado campo de la medicina.
- Los **enfermeros practicantes y asociados médicos** son profesionales de atención médica que trabajan junto con los médicos y otros miembros del equipo médico. Algunas de sus visitas a la clínica pueden estar a cargo de un enfermero practicante o de un asociado médico.
- Los **enfermeros oncológicos** brindan atención práctica, como el tratamiento sistémico, coordinan su atención, responden preguntas y lo ayudan a sobrellevar los efectos secundarios. A veces, a estos expertos se les llama enfermeros coordinadores.
- Los **farmacéuticos oncológicos** proporcionan los medicamentos que se usan para tratar el cáncer y para controlar los síntomas y los efectos secundarios.
- Los **enfermeros, proveedores de práctica avanzada y médicos de cuidados paliativos** proporcionan un nivel adicional de asistencia para ayudarlo con sus síntomas relacionados con el cáncer.

- Los **nutricionistas y dietistas** pueden ofrecer orientación sobre los alimentos que son más adecuados para su enfermedad.
- El **terapeuta ocupacional** ayuda a las personas con las tareas de la vida diaria.
- El **fisioterapeuta** ayuda a las personas a moverse con mayor comodidad y facilidad.
- El **terapeuta certificado para linfedema** da un tipo de masaje llamado drenaje linfático manual.
- Los **psicólogos y psiquiatras** son expertos en salud mental que pueden ayudarlo a tratar problemas tales como depresión, ansiedad u otros trastornos relacionados con la salud mental que pueden afectar cómo se siente.
- Los **asistentes sociales** ayudan a las personas a resolver y hacer frente a los problemas de la vida diaria. Los asistentes sociales clínicos también diagnostican y tratan problemas mentales, conductuales y emocionales. En algunos centros oncológicos, el asistente social es quien se ocupa de manejar la ansiedad que se siente cuando las personas reciben un diagnóstico de cáncer. Ellos, u otros asistentes designados, pueden ayudarlo con las complejidades propias de las tensiones financieras y en asuntos relacionados con el seguro.
- El **equipo de investigación** ayuda a recopilar datos de investigación y a coordinar la atención si está participando en un ensayo clínico.

Conozca a su equipo de atención y ayúdelos para que lo conozcan a usted.

Su bienestar físico, mental y emocional es importante. Usted se conoce a sí mismo mejor que nadie. Ayude a otros miembros del equipo a entender:

- Cómo se siente
- Qué necesita
- Qué sirve y qué no

Tenga a mano una lista de nombres e información de contacto de cada miembro de su equipo. Esto hará que sea más fácil para usted y para cualquier otra persona que participe en su atención saber a quién contactar en caso de preguntas o inquietudes.

Descripción general

Existe tratamiento para el cáncer de mama metastásico. El tratamiento puede ser local, sistémico o una combinación de ambos. Es importante hablar periódicamente con el médico sobre los objetivos y el plan de tratamiento.

Hay dos tipos de tratamiento:

- El **tratamiento local** se enfoca en un área determinada. Incluye cirugía, ablación y radioterapia.
- El **tratamiento sistémico** actúa en todo el cuerpo. Incluye tratamiento hormonal, quimioterapia, tratamiento dirigido e inmunoterapia.

Existen muchas opciones de tratamiento. Sin embargo, no todas las personas responderán al tratamiento de la misma manera. Algunas personas pueden mejorar más de lo esperado. Otras, todo lo contrario. Muchos factores influyen en cómo responderá al tratamiento.

Control de la natalidad durante el tratamiento

Si queda embarazada durante la quimioterapia, la radioterapia, el tratamiento hormonal o el tratamiento sistémico, pueden producirse defectos congénitos graves. Si tuvo períodos menstruales antes de comenzar la quimioterapia, utilice métodos de control de la natalidad sin hormonas. Los condones son una opción. La "píldora" u otros tipos de anticonceptivos hormonales generalmente no se recomiendan, especialmente en cánceres con receptores de hormonas positivos. Hable con su médico sobre cómo prevenir el embarazo durante el tratamiento del cáncer de mama.

Aquellas personas que deseen quedar embarazadas en el futuro deberían consultar con un especialista en fertilidad para conversar acerca de las opciones disponibles antes de iniciar la quimioterapia y/o el tratamiento hormonal.

No debe quedar embarazada durante el tratamiento con radioterapia o tratamiento sistémico.

Cirugía

La cirugía es una operación o procedimiento para extirpar el cáncer del cuerpo. La cirugía no es el tratamiento primario o principal para el cáncer de mama metastásico. La cirugía se puede considerar como una opción de tratamiento complementario. Esto significa que, si el tumor primario causa dolor, molestias o problemas de salud, la cirugía tal vez sea una opción. La radioterapia puede ser una alternativa a la cirugía.

Para el tratamiento de las metástasis, la cirugía puede ser una opción que extirpe una metástasis.

Al prepararse para la cirugía, busque la opinión de un cirujano experimentado. El cirujano debe ser experto en el tipo de cirugía al que se someta. Los hospitales que hacen muchas cirugías a menudo tienen mejores resultados. Puede pedir que lo deriven a un hospital o centro oncológico que tenga experiencia en el tratamiento de su tipo de cáncer.

Radioterapia

La radioterapia (RT) utiliza radiación de alta energía de rayos X, fotones, protones, electrones y otras fuentes para destruir las células cancerosas y reducir los tumores. Se administra durante un período específico. Algunas veces, la radiación se administra con ciertos tratamientos sistémicos. Puede usarse como tratamiento complementario para ayudar a aliviar la molestia o el dolor provocado por el cáncer. La RT no es el tratamiento principal para la enfermedad metastásica.

Tipos de radioterapia:

- La **radioterapia de toda la mama (WBRT)** se utiliza para tratar toda la mama. Algunas veces, se pueden administrar tratamientos adicionales en el área del tumor. Esto se llama refuerzo.
- La **radioterapia parcial acelerada de la mama (APBI)** se utiliza para tratar el área donde se extirpó el tumor.
- La **radioterapia de los ganglios linfáticos** se utiliza para tratar los ganglios linfáticos. Se llama también radiación ganglionar regional.

Se puede administrar radiación a la pared torácica, a la región infraclavicular (por debajo de la clavícula), al área supraclavicular (por encima de la clavícula), a los ganglios linfáticos que se encuentran dentro de la mama (intramamarios) o al lecho axilar (axila).

Radioterapia

La radioterapia utiliza radiación de alta energía de rayos X, rayos gamma, protones y otras fuentes para destruir las células cancerosas y reducir los tumores. Se usa también para tratar el dolor provocado por el cáncer.

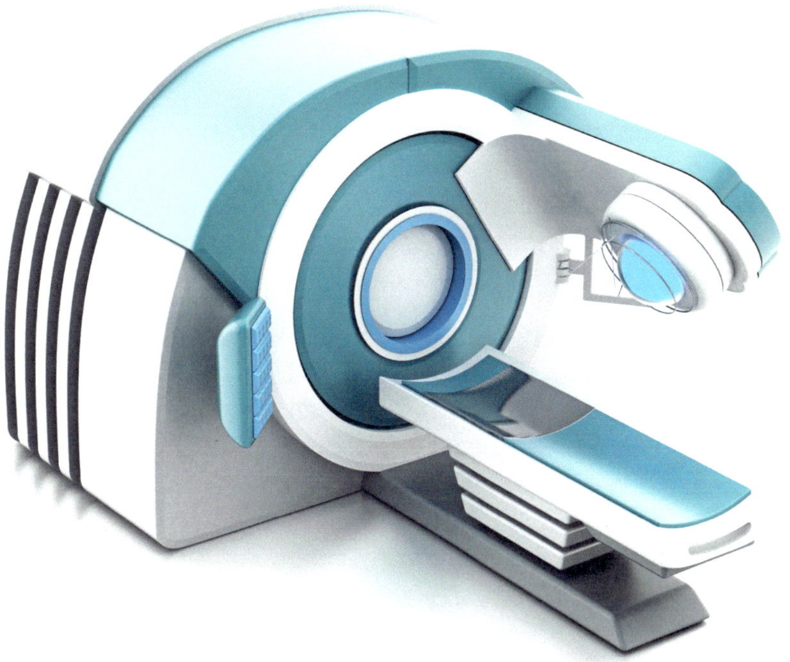

Tratamiento dirigido a HER2

La HER2 es una proteína que participa en el crecimiento celular normal. Con el cáncer de mama, puede haber mayor producción de HER2. En este caso, se denomina cáncer de mama HER2-positivo (HER2+). El tratamiento dirigido a HER2 o antiHER2 es un tratamiento farmacológico para el cáncer de mama HER2+. Con frecuencia, el tratamiento dirigido a HER2 se administra con la quimioterapia. Sin embargo, se puede utilizar solo o en combinación con el tratamiento hormonal.

Los tratamientos dirigidos a HER2 incluyen lo siguiente:

- **Anticuerpos HER2**, que bloquean el envío de señales de crecimiento de HER2 desde el exterior de la célula. También aumentan el ataque de las células inmunitarias sobre las células cancerosas. Entre ellos podemos mencionar a trastuzumab (Herceptin) o sustitutos de trastuzumab (biosimilares) como Kanjinti, Ogivri, Herzuma, Ontruzant y Trazimera. Margetuximab-cmkb (Margenza) y pertuzumab (Perjeta) también están incluidos en esta clase. Phesgo podría usarse como sustituto de la terapia combinada de trastuzumab con pertuzumab.
- **Inhibidores de HER2**, que bloquean el envío de señales de crecimiento de HER2 desde el interior de la célula. Lapatinib (Tykerb), neratinib (Nerlynx) y tucatinib (Tukysa) son ejemplos de estos medicamentos.
- **Conjugados o conjugados de anticuerpos y medicamentos (ADC) contra HER2**, que administran quimioterapia específica para las células. Se unen a HER2 cuando ingresan a la célula. Una vez dentro, se libera la quimioterapia. Ado-trastuzumab emtansina (Kadcyla), fam-trastuzumab deruxtecan-nxki (Enhertu) y sacituzumab (Trodelvy) se incluyen dentro de esta clase.

Opciones de tratamiento por tipo de receptor celular

Hay muchos tratamientos para el cáncer de mama metastásico. Saber cuáles son los adecuados para usted depende de muchos factores. Dos factores importantes son el estado del receptor de hormonas y HER2 de los tumores.

Los receptores de hormonas incluyen estrógeno y progesterona. Un tumor se considera positivo para el receptor de hormonas positivo (HR+) si se encuentra un mayor número de receptores de estrógeno o receptores de progesterona, o ambos.

La HER2 es una proteína que participa en el crecimiento celular normal. Con el cáncer de mama, puede haber mayor producción de HER2. En este caso, se denomina cáncer de mama HER2-positivo (HER2+).

- El **tratamiento hormonal** detiene el crecimiento del cáncer provocado por las hormonas. Es un tratamiento estándar para los cánceres con receptor de hormonas positivo (HR+). El cáncer HR+ puede ser positivo para el receptor de estrógeno (ER+) y/o positivo para el receptor de progesterona (PR+).
- El **tratamiento dirigido a HER2** es un tratamiento estándar para los cánceres HER2+.
- La **quimioterapia** suele ser el primer tratamiento para los cánceres con receptor de hormonas negativo (HR-).

Quimioterapia

La quimioterapia mata a las células de rápido crecimiento en todo el cuerpo, tanto las cancerosas como algunas de las normales. Se puede utilizar más de un medicamento de quimioterapia para tratar el cáncer de mama. Cuando se usa solo un fármaco, se lo denomina agente único. El régimen combinado o con múltiples agentes utiliza dos o más medicamentos de quimioterapia.

Algunos medicamentos de quimioterapia son líquidos que se infunden en una vena o se inyectan debajo de la piel con una aguja. Otros medicamentos de quimioterapia se pueden administrar como una píldora que se ingiere.

Existen distintos tipos de quimioterapia utilizados para tratar el cáncer de mama metastásico:

- Los **agentes alquilantes** dañan el ADN cuando le agregan un químico. Entre este grupo de medicamentos podemos mencionar la ciclofosfamida. Los agentes alquilantes basados en platino contienen un metal pesado que previene la división de las células cancerosas. Por ejemplo, carboplatino y cisplatino (Platinol).
- Las **antraciclinas** dañan y alteran la producción de ADN, lo que provoca la muerte de células cancerosas y no cancerosas. Estos fármacos incluyen doxorrubicina (Adriamycin, Rubex), inyección de doxorrubicina liposomal (Doxil) y epirubicina (Ellence).
- Los **antimetabolitos** evitan la utilización de los "elementos básicos" del ADN. Estos fármacos incluyen capecitabina (Xeloda), fluorouracilo (FU o 5FU), gemcitabina (Gemzar, Infugem) y metotrexato.
- Los **inhibidores de microtúbulos** evitan que una célula se divida en dos. Estos fármacos incluyen docetaxel (Taxotere), eribulina (Halaven), ixabepilona (Ixempra Kit), paclitaxel (Taxol) y vinorelbina (Navelbine). Docetaxel, paclitaxel y paclitaxel unido a albúmina también se denominan taxanos.

Se puede utilizar más de un medicamento para tratar el cáncer de mama metastásico. Cuando se usa solo un fármaco, se lo denomina agente único. El régimen combinado es el uso de dos o más medicamentos de quimioterapia.

La mayoría de las quimioterapias se realiza en ciclos con días de tratamiento seguidos de días de descanso. Esto permite que el cuerpo se recupere antes del próximo ciclo. La duración de los ciclos varía según los medicamentos que se utilicen. La cantidad de días de tratamiento por ciclo y la cantidad de ciclos que se administran también varían según el régimen que se utilice.

Factores de crecimiento mieloide

Ciertas quimioterapias pueden reducir las células que combaten las infecciones. Existen tratamientos con factores de crecimiento mieloide (MGF) que pueden ayudar a aumentar la cantidad de glóbulos sanguíneos y prevenir infecciones.

Para obtener información sobre los factores de crecimiento mieloide, consulte *NCCN Guidelines for Patients: Anemia y neutropenia*, disponible en NCCN.org/patientguidelines.

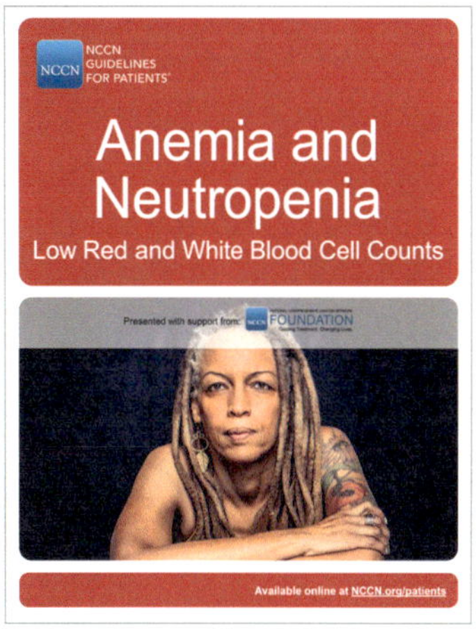

Tratamiento hormonal

El tratamiento hormonal bloquea el estrógeno y la progesterona para tratar el cáncer de mama con receptor de hormonas positivo (HR+). El sistema hormonal está formado por órganos y tejido que producen hormonas. Las hormonas son químicos naturales que se liberan en el torrente sanguíneo.

El tratamiento hormonal puede enfocarse en cuatro hormonas:

- El **estrógeno**, producido principalmente en los ovarios.
- La **progesterona**, producida principalmente por los ovarios.
- La **hormona liberadora de hormona luteinizante (LHRH)**, producida por una parte del cerebro llamada hipotálamo. Instruye a los ovarios para que produzcan estrógeno y progesterona y a los testículos para que produzcan testosterona. La LHRH también se llama hormona liberadora de gonadotropina (GnRH).
- El **andrógeno**, producido por las glándulas suprarrenales, los testículos y los ovarios.

Las hormonas pueden hacer que el cáncer de mama crezca. El tratamiento hormonal evitará que el cuerpo produzca hormonas o bloqueará el efecto que generan en el cuerpo. Esto puede ralentizar el crecimiento del tumor o reducir su tamaño durante un período de tiempo.

El tratamiento hormonal algunas veces también se llama hormonoterapia. No es lo mismo que el tratamiento de reemplazo hormonal utilizado para la menopausia.

Podría usarse más de un tratamiento hormonal. Se pueden agregar otros tratamientos al tratamiento hormonal.

Existe un tipo de tratamiento hormonal quirúrgico:

- La **ooforectomía bilateral** es una cirugía para extirpar ambos ovarios.

Otros tipos principales de tratamiento hormonal incluyen:

- La **ablación ovárica** evita de forma permanente que los ovarios produzcan hormonas. La ablación emplea el frío o calor extremos para evitar que funcionen los ovarios.
- La **supresión ovárica** evita de forma temporal que los ovarios produzcan hormonas. Esto se logra con medicamentos llamados agonistas de la LHRH. Estos medicamentos detienen la producción de LHRH, que evita que los ovarios produzcan hormonas. Los agonistas de la LHRH incluyen la goserelina (Zoladex) y la leuprorelina (Lupron Depot). Los agonistas de la hormona liberadora de gonadotropina (GnRH) se pueden usar para suprimir la hormona ovárica o la producción de testosterona.
- Los **inhibidores de la aromatasa (AI)** evitan que un tipo de hormona llamada andrógeno se convierta en estrógeno a través de una enzima llamada aromatasa. No afectan al estrógeno producido por los ovarios. Los inhibidores de la aromatasa no esteroides incluyen anastrozol (Arimidex) y letrozol (Femara). El exemestano (Aromasin) es un inhibidor esteroide de la aromatasa.
- Los **moduladores de receptores de estrógeno (ER) o antiestrógenos** previenen la unión entre las hormonas y los receptores.
  - Los **moduladores selectivos de receptores de estrógeno (SERM)** impiden que el estrógeno se una a los receptores de hormonas. Por ejemplo, tamoxifeno y toremifeno (Fareston).

- Los **degradadores selectivos de receptores de estrógeno (SERD)** bloquean y destruyen a los receptores de estrógeno. Por ejemplo, fulvestrant (Faslodex) es un SERD.
- Las **hormonas** pueden usarse para tratar el cáncer de mama cuando se toman en dosis altas. Se desconoce la forma en que las hormonas detienen el desarrollo del cáncer de mama. Estas incluyen el etinilestradiol, la fluoximesterona y el acetato de megestrol.

Aquellas personas que deseen tener hijos en el futuro deberían consultar con un especialista en fertilidad para conversar acerca de las opciones disponibles antes de iniciar la quimioterapia y/o el tratamiento hormonal.

Estado menopáusico

Las opciones de tratamiento hormonal se basan, en parte, en si usted comenzó o se encontraba cursando la menopausia antes de iniciar el tratamiento. Durante la menopausia, los ovarios dejan de producir hormonas en forma permanente y el período menstrual se detiene. Luego de la menopausia, los niveles de estrógeno y progesterona permanecen bajos.

Premenopausia

Si tiene períodos menstruales, está en la etapa de la premenopausia. En la premenopausia, los ovarios son la principal fuente de estrógeno y progesterona.

La perimenopausia es el período de transición antes de la menopausia. Durante la perimenopausia, los niveles de estrógeno comienzan a disminuir.

El tamoxifeno es el tratamiento hormonal para quienes se encuentran cursando la premenopausia y la perimenopausia.

Menopausia

El tratamiento para el cáncer puede provocar una menopausia temporal. Cuando los períodos menstruales se detienen durante 12 meses o más, se llama menopausia. Si no tiene períodos menstruales, es posible que necesite un análisis con una muestra de sangre para confirmar su estado. Los períodos menstruales pueden interrumpirse durante el tratamiento y hasta 2 años después del tratamiento, pero a menudo reaparecen en mujeres de 40 años y menores. En la menopausia, las glándulas suprarrenales, el hígado y la grasa corporal producen pequeñas cantidades de estrógeno.

El tratamiento hormonal indicado para mujeres en la menopausia es tamoxifeno, fulvestrant o un inhibidor de la aromatasa. Entre los inhibidores de la aromatasa podemos encontrar anastrozol (Arimidex), exemestano (Aromasin) y letrozol (Femara).

Testosterona

Para quienes fueron asignados hombres al nacer y continúan produciendo testosterona, el tratamiento hormonal incluye tamoxifeno o un inhibidor de la aromatasa con un tratamiento supresor de la testosterona.

Tratamiento para el fortalecimiento de los huesos

Cuando el cáncer de mama se extiende a sitios distantes, puede hacer metástasis en los huesos. Esto pone sus huesos en riesgo de sufrir lesiones y enfermedades. Dichos problemas incluyen debilidad o pérdida de masa ósea, llamada osteoporosis, fracturas, dolor de huesos y opresión (compresión) de la médula espinal. Algunos tratamientos del cáncer de mama, como el tratamiento hormonal, pueden causar pérdida ósea, lo que aumenta el riesgo de sufrir fracturas.

Se pueden administrar medicamentos que se dirigen a los huesos para ayudar a aliviar el dolor óseo o reducir el riesgo de problemas relacionados. Algunos medicamentos actúan retardando o deteniendo la degradación ósea, mientras que otros ayudan a aumentar su espesor.

Medicamentos utilizados para prevenir la pérdida ósea y las fracturas:

- Bifosfonatos orales
- Ácido zoledrónico (Zometa)
- Pamidronato (Aredia)
- Denosumab (Prolia)

Medicamentos que se utilizan para tratar las metástasis óseas:

- Ácido zoledrónico (Zometa)
- Pamidronato (Aredia)
- Denosumab (Xgeva)

Ácido zoledrónico, pamidronato y denosumab

El ácido zoledrónico, pamidronato y denosumab se usan para prevenir la pérdida ósea (osteoporosis) y las fracturas causadas por el tratamiento hormonal. El ácido zoledrónico y denosumab también se utilizan para las personas con cáncer de mama metastásico que tienen metástasis en los huesos, a fin de prevenir las fracturas o la compresión de la médula espinal. Es posible que le realicen un análisis de sangre para controlar la función renal, además de los niveles de calcio y de magnesio. Su médico le recomendará un suplemento de calcio y vitamina D.

Informe a su dentista si está tomando alguno de estos medicamentos. Además, pregúntele a su médico de qué manera estos medicamentos pueden afectar sus dientes y mandíbula. La osteonecrosis, o muerte del tejido óseo de la mandíbula, es un efecto secundario poco común pero grave. Informe a su médico si tiene previsto visitar al dentista y si tiene previsto realizar algún procedimiento o cirugía que pueda afectar el hueso de la mandíbula. Será importante cuidar sus dientes y consultar a un dentista antes de comenzar el tratamiento con cualquiera de estos medicamentos.

Inhibidores

Inhibidores de CDK4/6

La cinasa dependiente de ciclina (CDK) es una proteína celular que ayuda con el crecimiento y la división de las células. La administración de un inhibidor de CDK4/6 con tratamiento hormonal puede ayudar a controlar el cáncer HER2- y receptor de hormonas positivo (HR+) por más tiempo. Con todos los regímenes de CDK4/6, las mujeres premenopáusicas también deben recibir ablación o supresión ováricas. Como inhibidores de CDK4/6, podemos mencionar abemaciclib (Verzenio), palbociclib (Ibrance) y ribociclib (Kisqali).

Inhibidores de EGFR

Un inhibidor de EGRF bloquea la actividad de una proteína llamada receptor del factor de crecimiento epidérmico (EGFR).

Inhibidores de mTOR

La mTOR es una proteína celular que ayuda con el crecimiento y la división de las células. El tratamiento hormonal puede dejar de funcionar si mTOR se vuelve hiperactiva. Los inhibidores de mTOR se utilizan para que el tratamiento hormonal vuelva a funcionar.

Everolimus (Afinitor) es un inhibidor de mTOR. Se suele recibir frecuentemente con exemestano. En algunos casos, se puede administrar con fulvestrant o tamoxifeno.

Inhibidores de PARP

Las células cancerosas suelen dañarse. PARP es una proteína celular que repara las células cancerosas y les permite sobrevivir. El bloqueo de PARP puede provocar la muerte de las células cancerosas. Olaparib (Lynparza) y talazoparib (Talzenna) son inhibidores de PARP.

Inhibidor de PIK3CA

El gen *PIK3CA* es uno de los genes que mutan más frecuentemente en el cáncer de mama. Una mutación de este gen puede provocar el aumento del desarrollo de células cancerosas y de la resistencia a diversos tratamientos. Alpelisib (Piqray) es un ejemplo de un inhibidor de *PIK3CA*. Se administra en combinación con el fármaco antiestrógeno fulvestrant para ayudar a retrasar el crecimiento tumoral durante un período de tiempo prolongado, en comparación con el fulvestrant solo.

Inmunoterapia

La inmunoterapia es un tipo de tratamiento sistémico que aumenta la actividad del sistema inmunitario. Al hacerlo, mejora la capacidad de su cuerpo de detectar y destruir células cancerosas. La inmunoterapia puede administrarse sola o junto con otros tipos de tratamiento. Pembrolizumab (Keytruda) y dostarlimab-gxly (Jemperli) se dirigen a tumores MSI-H o dMMR o a aquellos que expresan PD-1 o PD-L1. Pembrolizumab también se dirige a la carga mutacional tumoral alta (TMB-H).

Ensayos clínicos

Un ensayo clínico es un tipo de estudio de investigación médica. Después de desarrollarse y probarse en un laboratorio, es necesario estudiar nuevas formas potenciales de combatir el cáncer en las personas. Si se determina que es seguro y efectivo en un ensayo clínico, la Administración de Alimentos y Medicamentos de los Estados Unidos (FDA) puede aprobar un medicamento, dispositivo o método de tratamiento.

Todas las personas con cáncer deben considerar seriamente todas las opciones de tratamiento disponibles para su tipo de cáncer, incluidos los tratamientos estándar y los ensayos clínicos. Hable con su médico para evaluar si tiene sentido participar en un ensayo clínico.

Fases

La mayoría de los ensayos clínicos de cáncer se centran en el tratamiento. Los ensayos de tratamiento se realizan en fases.

- Los **ensayos de fase I** estudian la dosis, la seguridad y los efectos secundarios de un medicamento en investigación o un método de tratamiento. También buscan indicios tempranos de que el medicamento o método es útil.
- Los **ensayos de fase II** evalúan el grado en que un medicamento o método actúa contra un tipo de cáncer específico.
- Los **ensayos de fase III** prueban el medicamento o el método en comparación con el tratamiento estándar. Si los resultados son buenos, puede ser aprobado por la FDA.
- Los **ensayos de fase IV** estudian la seguridad y el beneficio a largo plazo de un tratamiento aprobado por la FDA.

¿Quién puede inscribirse?

Cada ensayo clínico tiene reglas para participar, llamadas criterios de elegibilidad. Las reglas pueden referirse a la edad, el tipo y estadio del cáncer, los antecedentes de tratamiento o la salud general. Estos requisitos garantizan que los participantes sean iguales en formas específicas y que el ensayo sea lo más seguro posible para los participantes.

Consentimiento informado

La administración de los ensayos clínicos está a cargo de un grupo de expertos llamado equipo de investigación. El equipo de investigación revisará el estudio con usted en detalle, incluidos su propósito y los riesgos y beneficios de participar. Toda esta información también se proporciona en un formulario de consentimiento informado. Lea el formulario detenidamente y haga preguntas antes de firmarlo. Tómese el tiempo que necesite para conversar con familiares, amigos u otras personas de su confianza. Tenga en cuenta que puede dejar el ensayo clínico y recibir un tratamiento fuera del ensayo clínico en cualquier momento.

Inicie la conversación

No espere a que su médico le hable sobre los ensayos clínicos. Inicie la conversación y conozca todas las opciones de tratamiento. Si encuentra un estudio en el cree que puede participar, pregúntele a su equipo de atención si cumple con los requisitos necesarios. Si ya ha comenzado el tratamiento estándar, es posible que no pueda participar en ciertos ensayos clínicos. Trate de no desanimarse si no puede participar. Siempre hay nuevos ensayos clínicos disponibles.

Preguntas más frecuentes

Hay muchos mitos y conceptos erróneos en torno a los ensayos clínicos. Muchos de quienes padecen cáncer no entienden muy bien los posibles beneficios y riesgos.

¿Recibiré un placebo?

Los placebos (versiones inactivas de medicamentos reales) casi nunca se usan solos en los ensayos clínicos sobre el cáncer. Es común recibir el placebo con el tratamiento estándar o el medicamento nuevo con el tratamiento estándar. Se le informará, verbalmente y por escrito, si el ensayo clínico tiene previsto el uso de un placebo antes de inscribirse.

¿Los ensayos clínicos son gratuitos?

No tiene que pagar nada para inscribirse en un ensayo clínico. El patrocinador del estudio paga los costos relacionados con la investigación, incluido el medicamento del estudio. Sin embargo, es posible que tenga costos relacionados indirectamente con el ensayo, como el transporte o servicios de cuidado infantil debido a citas adicionales. Durante el ensayo, continuará recibiendo atención estándar para el cáncer. Este tipo de atención se factura al seguro y a menudo está cubierta por éste. Usted es responsable de los copagos y de los costos de este tipo de atención que no estén cubiertos por el seguro.

Cómo encontrar un ensayo clínico.

En los Estados Unidos

Centros oncológicos de NCCN
NCCN.org/cancercenters

The National Cancer Institute (NCI)
cancer.gov/about-cancer/treatment/clinical-trials/search

En el mundo

The U.S. National Library of Medicine (NLM)
clinicaltrials.gov/

¿Necesita ayuda para encontrar un ensayo clínico?
Servicio de Información de Cáncer (CIS) del NCI
+1.800.4.CANCER (+1.800.422.6237)
cancer.gov/contact

Tratamiento complementario

El tratamiento complementario es la atención médica que se brinda durante todos los estadios del cáncer. Su objetivo es prevenir, reducir y aliviar el sufrimiento y mejorar la calidad de vida. El tratamiento complementario puede incluir alivio del dolor (cuidados paliativos), apoyo emocional o espiritual, ayuda económica y asesoramiento familiar. Indique a su equipo de atención médica cómo se siente y si sufre algún efecto secundario. Los términos mejor tratamiento complementario, tratamiento complementario y cuidados paliativos a menudo se usan indistintamente.

Es muy importante cuidar de uno mismo a través de una buena alimentación, la ingesta de muchos líquidos, el ejercicio y las tareas que le den energía. Es necesario que tenga fuerza para sostenerse durante el tratamiento.

Anemia, neutropenia y trombocitopenia

Algunos tratamientos para el cáncer provocan recuentos bajos de células sanguíneas.

- La **anemia** es una afección en la que su cuerpo no produce cantidad suficiente de glóbulos sanos, lo que causa que se transporte menos oxígeno a las células.
- La **neutropenia** hace referencia a una disminución de neutrófilos, el tipo más común de glóbulo blanco. Esto lo pone en riesgo de sufrir infecciones.
- La **trombocitopenia** es una afección en la que no hay suficientes plaquetas presentes en la sangre.

Para obtener información sobre anemia, neutropenia y trombocitopenia, consulte *NCCN Guidelines for Patients: Anemia y neutropenia*, disponible en NCCN.org/patientguidelines.

Malestar emocional

La depresión, la ansiedad y los problemas para dormir son comunes en el cáncer. Hable con su médico y con aquellas personas con quienes se siente a gusto sobre cómo se siente. Hay servicios, personas y medicamentos que pueden ayudarlo. Cuenta con servicios de apoyo y asesoramiento disponibles.

Consulte más información en *NCCN Guidelines for Patients: Malestar emocional durante el tratamiento del cáncer*, disponible en NCCN.org/patientguidelines.

Fatiga

La fatiga es el cansancio extremo y la incapacidad de funcionar debido a la falta de energía. La fatiga puede ser provocada por el cáncer o puede ser un efecto secundario del tratamiento. Hágale saber a su equipo de atención cómo se siente y si la fatiga le impide hacer las cosas que disfruta. Cumplir con una dieta equilibrada, hacer ejercicio, yoga y recibir masajes puede ayudarlo. Es posible que lo deriven a un nutricionista o dietista para que lo ayude con la fatiga.

Caída del cabello

La quimioterapia puede causar caída del cabello (alopecia) en todo el cuerpo, no solo en el cuero cabelludo. Algunos medicamentos de quimioterapia tienen más probabilidades que otros de provocar caída del cabello. La dosis también podría afectar la cantidad de cabello que pierda. La mayoría de las veces, la caída del cabello por la quimioterapia es temporal. El cabello a menudo vuelve a crecer de 3 a 6 meses después de finalizado el tratamiento. El cabello puede tener un tono o textura diferente.

Enfriamiento del cuero cabelludo

El enfriamiento del cuero cabelludo (o hipotermia del cuero cabelludo) puede ayudar a disminuir la caída del cabello en quienes reciben ciertos tipos de quimioterapia. Algunas personas encuentran que el enfriamiento del cuero cabelludo es incómodo y tienen dolores de cabeza como efecto secundario del frío. Se puede sufrir caída del cabello incluso con el tratamiento de enfriamiento del cuero cabelludo.

Linfedema

El linfedema es una afección en la que se acumula líquido linfático adicional en los tejidos y causa hinchazón. Puede producirse cuando parte del sistema linfático está dañado o bloqueado, por ejemplo, durante la cirugía para extirpar los ganglios linfáticos o la radioterapia. Los cánceres que bloquean los vasos linfáticos también pueden provocar linfedema. La hinchazón generalmente aparece lentamente con el tiempo. Puede aparecer durante el tratamiento o puede comenzar años después del tratamiento. Si presenta linfedema, es posible que lo deriven a un experto en el tratamiento de linfedema. La hinchazón se puede reducir mediante ejercicios, masajes, mangas de compresión y demás. Pregúntele a su equipo de atención sobre las formas de tratar el linfedema.

Náuseas y vómitos

Las náuseas y los vómitos son un efecto secundario común del tratamiento. Se le administrarán medicamentos para prevenir y tratar las náuseas y los vómitos.

Consulte más información en *NCCN Guidelines for Patients: Náuseas y vómitos*, disponible en NCCN.org/patientguidelines.

Dolor

Informe a su equipo de atención si sufre dolores o molestias. Es posible que se reúna con un especialista en cuidados paliativos o con un especialista en dolor para controlar el dolor. Ellos pueden recetarle medicamentos para aliviar el dolor o indicarle que se aplique calor o hielo o sugerirle que haga ejercicio.

Lleve un diario del dolor

Un diario del dolor es un registro escrito que le ayuda a hacer un seguimiento de cuándo tiene dolor, qué tan intenso es, qué lo provoca y qué lo hace mejorar o empeorar. Use un diario del dolor para hablar sobre su dolor con el equipo de atención. Es posible que lo deriven a un especialista para el manejo del dolor.

Incluya en su diario de dolor:

- Hora y dosis recibida de todos los medicamentos
- Cuándo comienza y termina o disminuye el dolor
- Dónde siente dolor
- Describa su dolor. ¿Es punzante, agudo, una sensación de hormigueo o le provoca ardor? ¿Es constante o aparece y desaparece?
- ¿Cambia el dolor a diferentes horas del día? ¿Cuándo?
- ¿El dolor empeora antes o después de las comidas? ¿Ciertos alimentos o bebidas mejoran el dolor?
- ¿El dolor mejora o empeora con la actividad? ¿Qué tipo de actividad?
- ¿El dolor hace que no pueda conciliar el sueño? ¿El dolor lo despierta en la noche?
- Califique su dolor de 0 (sin dolor) a 10 (el peor dolor que haya sentido)
- ¿El dolor le impide hacer las cosas que disfruta?

Efectos secundarios del tratamiento

Todos los tratamientos para el cáncer causan problemas de salud no deseados. Estos problemas de salud se llaman efectos secundarios. Los efectos secundarios dependen de muchos factores. Estos factores incluyen el tipo de medicamento y la dosis, la duración del tratamiento y la persona. Algunos efectos secundarios pueden ser muy perjudiciales para su salud. Otros pueden ser simplemente desagradables.

Pida la lista completa de efectos secundarios de su tratamiento. Además, avise a su equipo de atención si tiene síntomas nuevos o si se ha agravado alguno de los síntomas que presentaba. Es posible que se puedan tomar medidas para ayudarlo a sentirse mejor. También hay formas de prevenir algunos efectos secundarios.

Problemas para comer

Algunos efectos secundarios de la cirugía, el cáncer u otros tratamientos pueden hacer que sienta falta de apetito o malestar estomacal (náuseas). Es posible que tenga la boca dolorida. Comer de forma saludable es importante durante el tratamiento. Incluye consumir una dieta equilibrada, ingerir la cantidad adecuada de comida y beber una cantidad suficiente de líquidos. Un nutricionista matriculado que sea experto en nutrición y alimentos puede ayudar. Hable con su equipo de atención médica si tiene problemas para comer o mantener su peso.

Supervivencia

Después del tratamiento, se controlará su salud para determinar los efectos secundarios del tratamiento y la reaparición del cáncer. Esto es parte de su plan de atención de supervivencia. Es importante que no falte a las visitas de seguimiento y a las citas para los estudios de diagnóstico por imágenes. Busque una buena atención médica de rutina, incluidas visitas regulares al médico para atención preventiva y estudios de detección de cáncer.

Informe a su médico si tiene cualquier síntoma, como dolor de cabeza, manchado menstrual entre períodos o nueva aparición de manchado después de la menopausia (si es que recibió tamoxifeno previamente), dificultad para respirar al caminar o dolor de huesos. Se pueden controlar los efectos secundarios. Continúe tomando todos los medicamentos, como el tratamiento hormonal, exactamente como se le recetó y no olvide ni omita ninguna dosis.

Debería recibir un plan de atención de supervivencia personalizado, que incluye un resumen de los posibles efectos a largo plazo del tratamiento y enumera las pruebas de seguimiento. Consulte cómo coordinará su proveedor de atención primaria con los especialistas para su atención de seguimiento.

Para más información sobre la supervivencia, consulte NCCN.org/patientguidelines.

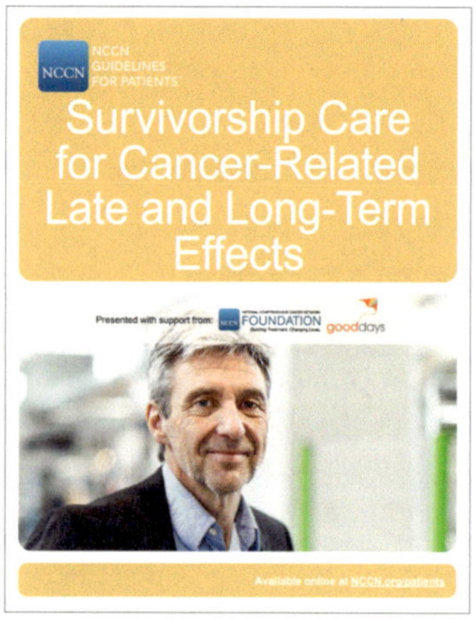

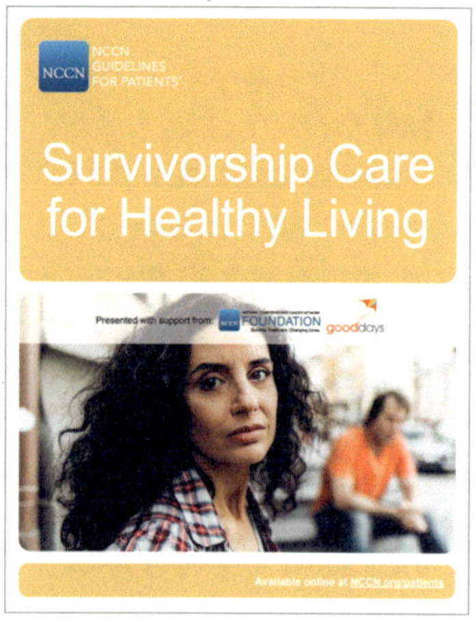

Puntos clave

- El tratamiento requiere un abordaje en equipo. Conozca a su equipo de atención y permítales que lo conozcan a usted.
- Existe tratamiento para el cáncer de mama metastásico. El objetivo del tratamiento es prevenir o ralentizar la extensión del cáncer.
- El tratamiento para el cáncer de mama metastásico es una combinación de tratamientos, pero a menudo se administra en un orden específico (secuencial).
- El tratamiento local se enfoca en un área determinada. Incluye cirugía, ablación y radioterapia.
- El tratamiento sistémico actúa en todo el cuerpo. Incluye tratamiento hormonal, quimioterapia, tratamiento dirigido e inmunoterapia.
- La radioterapia (RT) utiliza radiación de alta energía de rayos X, fotones, protones, electrones y otras fuentes para destruir las células cancerosas y reducir los tumores.
- La quimioterapia mata a las células de rápido crecimiento en todo el cuerpo, tanto las cancerosas como algunas de las normales.
- Los tratamientos dirigidos pueden bloquear las formas en que las células cancerosas se desarrollan, se dividen y se mueven en el cuerpo.
- La HER2 es una proteína que participa en el crecimiento celular normal. El tratamiento dirigido a HER2 es un tratamiento farmacológico para el cáncer de mama HER2 positivo (HER2+).
- El tratamiento hormonal bloquea el estrógeno o la progesterona para tratar el cáncer de mama con receptor de hormonas positivo (HR+).
- Aquellas personas que deseen tener hijos en el futuro deberían consultar con un especialista en fertilidad antes de iniciar quimioterapia o tratamiento hormonal para conversar acerca de las opciones disponibles.
- El tratamiento para el fortalecimiento de los huesos se usa para prevenir la pérdida ósea y las fracturas y para tratar las metástasis óseas.
- Un ensayo clínico es un tipo de investigación que estudia un tratamiento para determinar qué tan seguro es y qué tan bien funciona.
- El tratamiento complementario es atención médica que alivia los síntomas causados por el cáncer o su tratamiento y mejora la calidad de vida. Siempre se administra el tratamiento complementario.
- Todos los tratamientos para el cáncer causan problemas de salud no deseados llamados efectos secundarios. Es importante que le informe a su equipo de atención sobre todos sus efectos secundarios para que se puedan controlar.
- Cumplir con una dieta equilibrada, tomar muchos líquidos, hacer ejercicio, yoga y recibir masajes puede ayudarlo a tratar los efectos secundarios.

5

Cáncer con receptor de hormonas positivo y HER2-

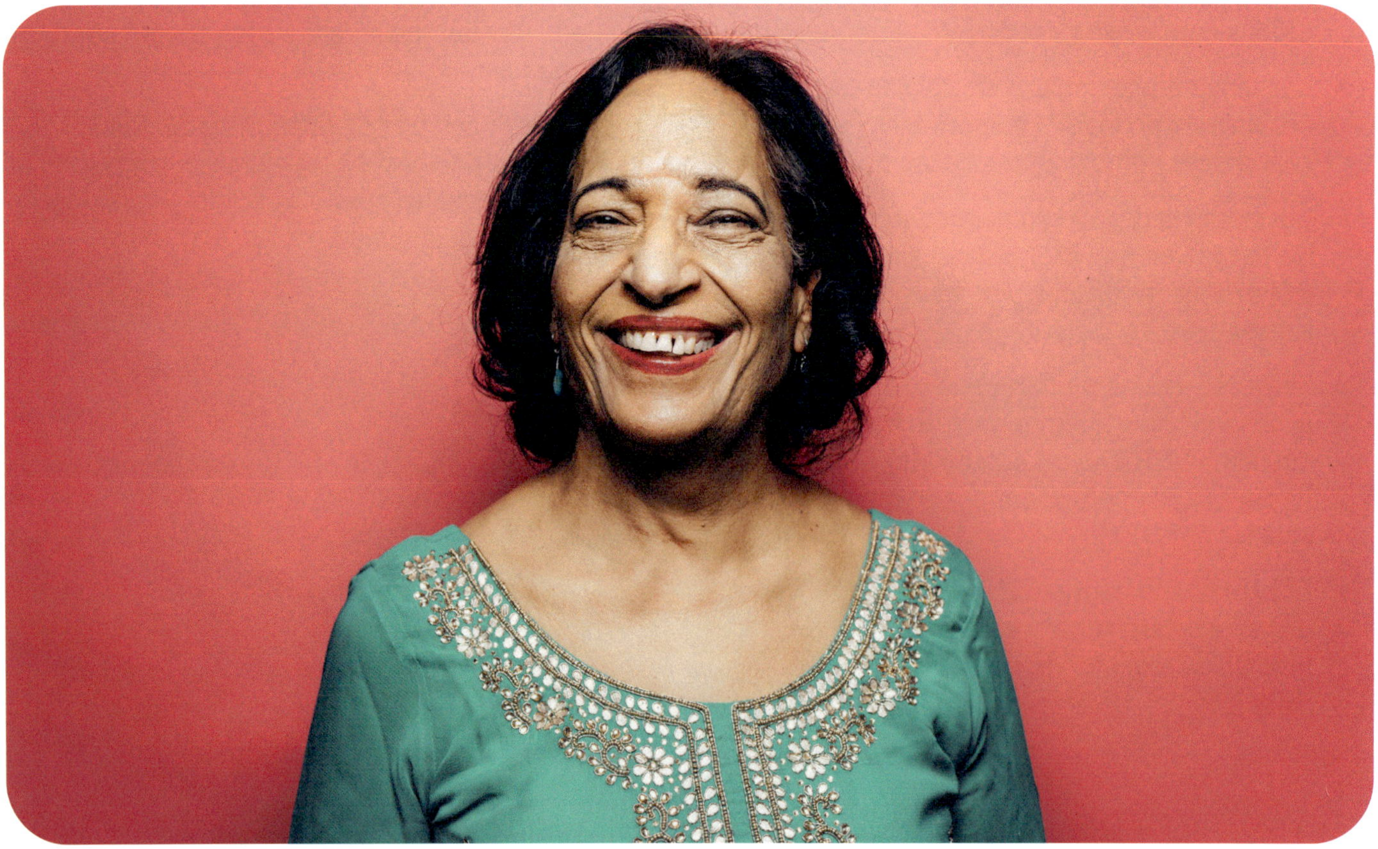

En el cáncer con receptor de hormonas positivo (HR+), se encuentran receptores de hormonas de estrógeno (ER+) o progesterona (PR+). Cuando no se encuentran receptores de HER2, es HER2-negativo (HER2-). Para ER+ y/o PR+ con HER2- se administra tratamiento hormonal, que puede utilizarse con otro tratamiento sistémico. Juntos, usted y su médico elegirán el plan de tratamiento que sea mejor para usted.

Tratamiento

Para ER+ y/o PR+ con HER2- se administra tratamiento hormonal solo o con otro tratamiento sistémico.

El tratamiento se basa en lo siguiente:

- Si está sufriendo una crisis visceral (los órganos no están funcionando tan bien como deberían)
- Si recibió tratamiento hormonal anteriormente, en cuyo caso depende del tipo de tratamiento recibido y cuándo se administró

Para conocer las opciones de tratamiento, consulte la Guía 2.

La mayoría de las personas podrá contar con muchas líneas de tratamiento sistémico. Usted continuará con el tratamiento hasta la progresión de la enfermedad, o hasta que el nivel de toxicidad sea inaceptable. Una toxicidad inaceptable es aquella que pone en riesgo su salud en general.

Guía 2
Alternativas de tratamiento: ER+ o PR+ con HER2-

Crisis visceral	Considere el tratamiento sistémico inicial (consulte la Guía 3)
Sin crisis visceral y recibió tratamiento hormonal en los últimos 12 meses	En caso de premenopausia, se administra ablación o supresión ováricas con el tratamiento sistémico (consulte la Guía 4)
	En caso de menopausia, se aplica el tratamiento sistémico (consulte la Guía 4)
Sin crisis visceral; no recibió tratamiento hormonal en los últimos 12 meses	En caso de premenopausia, se aplica una de las siguientes opciones: • Ablación o supresión ováricas con el tratamiento sistémico (consulte la Guía 4) • Moduladores de ER selectos (consulte la Guía 4)
	En caso de menopausia, se aplica el tratamiento sistémico (consulte la Guía 4)

Crisis visceral

El cáncer puede provocar que los órganos dejen de funcionar como deben. Esto se denomina crisis visceral. Si tiene una crisis visceral, el objetivo es que se estabilice. Para lograr esto, se utiliza el tratamiento sistémico que se indica en la Guía 3.

Guía 3
Opciones de tratamiento sistémico: Crisis visceral

Opciones recomendadas	• Antraciclinas, como doxorrubicina o doxorrubicina liposomal • Taxanos, como el paclitaxel • Antimetabolitos, como capecitabina o gemcitabina • Inhibidores de microtúbulos, como vinorelbina o eribulina • Para mutaciones de la línea germinal de *BRCA1* o *BRCA2*: olaparib o talazoparib • Para la mutación activadora de *PIK3CA*: alpelisib con fulvestrant
Otras recomendaciones	• Ciclofosfamida • Docetaxel • Paclitaxel unido a albúmina • Epirubicina • Ixabepilona
Utilizado en casos seleccionados	• Doxorrubicina y ciclofosfamida (AC) • Epirubicina y ciclofosfamida (EC) • Ciclofosfamida, metotrexato y fluorouracilo (CMF) • Docetaxel y capecitabina • Gemcitabina y paclitaxel (GT) • Gemcitabina y carboplatino • Carboplatino con paclitaxel o paclitaxel unido a albúmina • Para fusión de *NTRK*: larotrectinib o entrectinib • Para MSI-H/dMMR: pembrolizumab o dostarlimab-gxly • Para TMB-H: pembrolizumab

Sin crisis visceral

El tratamiento de primera línea es el primer tratamiento que se prueba. Si el cáncer avanza mientras se encuentra con el tratamiento hormonal de primera línea, es probable que cambie a un tratamiento hormonal distinto como tratamiento de segunda línea. El tratamiento hormonal se puede combinar con otro tratamiento sistémico. Si no tiene una crisis visceral, encontrará diversas opciones de tratamiento sistémico disponibles en la Guía 4.

En caso de que esté cursando la premenopausia, el tratamiento sistémico se administrará junto con la ablación o la supresión ováricas.

Guía 4
Opciones de tratamiento sistémico: Sin crisis visceral

Opciones recomendadas de tratamiento de primera línea	• Inhibidor de aromatasa con inhibidor de CDK4/6 (abemaciclib, palbociclib o ribociclib) • Degradador de ER (fulvestrant) con inhibidor de la aromatasa no esteroide (anastrozol, letrozol) • Fulvestrant con inhibidor de CDK4/6 (abemaciclib, palbociclib o ribociclib) • Para mutaciones de *BRCA1* o *BRCA2*: olaparib o talazoparib
Opciones recomendadas de segunda línea y línea siguiente	• Fulvestrant con inhibidor de CDK4/6 (abemaciclib, palbociclib o ribociclib) si el inhibidor de CKD4/6 no se utilizó antes • Para mutación tumoral de *PIK3CA*, alpelisib y fulvestrant • Everolimus con tratamiento hormonal (exemestano, fulvestrant, tamoxifeno)
Otras recomendaciones	• Degradador selectivo de ER (fulvestrant) • Inhibidor de la aromatasa no esteroide (anastrozol, letrozol) • Modulador selectivo de receptores de estrógeno (tamoxifeno) • Inactivador de aromatasa esteroide (exemestano)
Utilizado en casos seleccionados	• Acetato de megestrol • Etinilestradiol • Abemaciclib • Para fusión de *NTRK*: larotrectinib o entrectinib • Para MSI-H/dMMR: pembrolizumab o dostarlimab-gxly • Para TMB-H: pembrolizumab

Monitorización

Se realizarán monitoreos durante el tratamiento. La monitorización incluye exámenes físicos, análisis de sangre, exploraciones de diagnóstico por imagen y pruebas tumorales (según corresponda). La monitorización se utiliza para ver si el cáncer responde al tratamiento, si está estable o si progresa.

La monitorización es importante. Será monitoreado para detectar síntomas causados por el cáncer, como dolor por metástasis óseas. El objetivo de la monitorización es determinar si el tratamiento aporta beneficios. Los beneficios incluyen mantener estable al cáncer.

Es importante que no falte a las visitas de seguimiento y a las citas para los estudios de diagnóstico por imágenes. Busque una buena atención médica de rutina, incluso atención preventiva y estudios de detección de cáncer. Continúe tomando todos los medicamentos como se le recetaron.

Progresión de la enfermedad

La progresión de la enfermedad se define por el crecimiento o la extensión del cáncer, según surja de los estudios de diagnóstico por imágenes o del examen físico del tumor.

El tratamiento se basa en si el cáncer progresa mientras:

- se encuentra bajo tratamiento hormonal o
- en una crisis visceral

Para conocer las opciones de tratamiento, consulte la Guía 5.

Guía 5
Progresión: ER+ o PR+ con HER2-

Progresión o toxicidad inaceptable durante el tratamiento hormonal de primera línea	Si no es resistente al tratamiento hormonal, considere una línea de tratamiento hormonal diferente sola o junto con un tratamiento dirigido (consulte la Guía 4)	→	Si no produce beneficios luego de hasta tres líneas de tratamiento hormonal solo o se presenta enfermedad visceral con síntomas, tratamiento sistémico (consulte la Guía 3)	→	Considere dejar de administrar tratamiento sistémico y continuar con el tratamiento complementario
Para una crisis visceral: progresión o toxicidad inaceptable durante el tratamiento sistémico de primera línea	Intente una línea de tratamiento sistémico diferente (consulte la Guía 3)	→	Continúe el tratamiento sistémico hasta la progresión	→	Considere dejar de administrar tratamiento sistémico y continuar con el tratamiento complementario

Progresión o toxicidad durante el tratamiento hormonal

Si el cáncer progresó mientras se encontraba con el tratamiento hormonal, es probable que cambie a un tratamiento hormonal distinto. El tratamiento dirigido se puede incorporar. A veces, su cuerpo se vuelve resistente al tratamiento hormonal. Si esto sucede, el tratamiento hormonal se interrumpirá, y se utilizará un tratamiento sistémico.

Luego de tres rondas de tratamiento hormonal

Si el cáncer avanza luego de tres rondas de tratamiento hormonal, o si muestra síntomas graves de cáncer en los órganos internos, tal vez sea el momento de considerar cambiarse al tratamiento sistémico solamente. A medida que progrese el cáncer, se cambiará a distintos tratamientos sistémicos. Es posible que esto continúe hasta que ya no se aporte un beneficio, o que haya una toxicidad inaceptable. En este punto, el enfoque será en el tratamiento complementario.

Antes de realizar otra ronda de tratamiento sistémico, deberá conversar con su médico sobre lo siguiente:

- Sus deseos sobre la continuación del tratamiento
- Los riesgos y beneficios del tratamiento
- Su estado funcional
- Sus preferencias sobre los tipos de tratamiento

Crisis visceral y progresión o toxicidad

La quimioterapia se puede iniciar cuando el cáncer en los órganos internos provoca síntomas graves. Esto se denomina crisis visceral. La mayoría de las personas podrá contar con muchas líneas (rondas) de tratamiento sistémico. Se realizarán monitoreos durante el tratamiento.

Antes de realizar otra línea de tratamiento, deberá conversar con su médico sobre lo siguiente:

- Sus deseos sobre la continuación del tratamiento
- Los riesgos y beneficios del tratamiento
- Su estado funcional
- Sus preferencias sobre los tipos de tratamiento

El tratamiento sistémico tiene efectos secundarios que podrían afectar su calidad de vida. Aunque decida interrumpir el tratamiento sistémico, continuará recibiendo el tratamiento complementario.

¿Sabía usted?

Los términos "quimioterapia" y "tratamiento sistémico" se utilizan de forma intercambiable a menudo, pero no significan lo mismo. La quimioterapia, el tratamiento dirigido y la inmunoterapia son todos tipos de tratamiento sistémico.

Puntos clave

- En el cáncer con receptor de hormonas positivo (HR+), se encuentran receptores de hormonas de estrógeno (ER+) o progesterona (PR+). Cuando no se encuentran receptores de HER2, es HER2-negativo (HER2-). Este cáncer se indica como ER+ y/o PR+ con HER2-.
- El cáncer de mama metastásico HR+ con HER2- se trata inicialmente con tratamiento hormonal únicamente o con otro tratamiento sistémico. El tratamiento posterior puede incluir quimioterapia u otros agentes.
- En caso de que esté cursando la premenopausia, el tratamiento sistémico se administrará junto con la ablación o la supresión ováricas.
- En una crisis visceral, el cáncer en los órganos internos genera síntomas graves.
- Usted continuará con el tratamiento hasta la progresión de la enfermedad, o hasta que el nivel de toxicidad sea inaceptable. Una toxicidad inaceptable es aquella que pone en riesgo su salud en general.
- Siempre se administra el tratamiento complementario.
- Sus preferencias sobre el tratamiento siempre son importantes.

Sus preferencias sobre el tratamiento siempre son importantes. Hable con su equipo de atención y hágale saber cuáles son sus deseos.

6
Receptor de hormonas positivo con HER2+

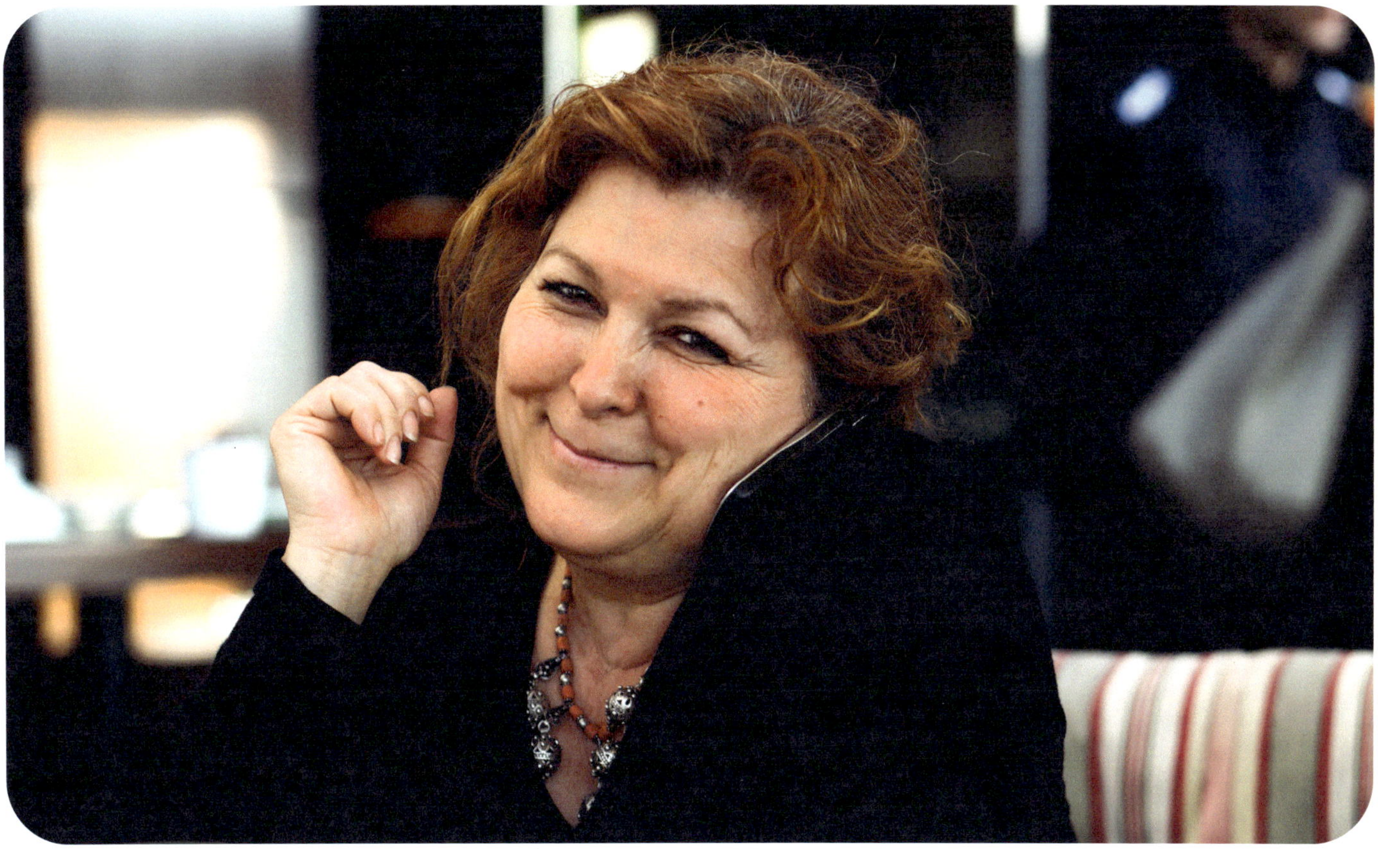

En el cáncer con receptor de hormonas positivo, se encuentran los receptores de estrógeno (ER+) y/o progesterona (PR+). Cuando se encuentran receptores de HER2, también es HER2+. A veces, este cáncer se llama cáncer de mama triple positivo. Juntos, usted y su médico elegirán el plan de tratamiento que sea mejor para usted.

Tratamiento

El tratamiento para ER+ o PR+ con HER2+ suele ser una combinación de tratamientos hormonales y sistémicos enfocados en los receptores de hormonas y HER2.

Guía 6
Tratamiento sistémico con opciones de tratamiento dirigido a HER2

Opciones de primera línea	• Pertuzumab, trastuzumab y docetaxel (recomendado) • Pertuzumab, trastuzumab y paclitaxel (recomendado) • Fam-trastuzumab deruxtecan-nxki (en algunos casos)
Segunda línea y posterior	• Fam-trastuzumab deruxtecan-nxki (recomendado) • Ado-trastuzumab emtansina (T-DM1) • Tucatinib, trastuzumab y capecitabina • Trastuzumab y docetaxel o vinorelbina • Trastuzumab y paclitaxel con o sin carboplatino • Trastuzumab y capecitabina • Capecitabina con trastuzumab o lapatinib • Trastuzumab y lapatinib (sin tratamiento citotóxico) • Trastuzumab con otros agentes • Neratinib y capecitabina • Margetuximab-cmkb con quimioterapia (capecitabina, eribulina, gemcitabina o vinorelbina) • Ado-trastuzumab emtansina (T-DM1)
Otras opciones	• Para mutaciones de *BRCA1* o *BRCA2,* olaparib o talazoparib • Para fusión de *NTRK*, larotrectinib o entrectinib • Para MSI-H/dMMR, pembrolizumab • Para TMB-H: pembrolizumab

Nota: Un biosimilar aprobado por la FDA podría utilizarse por trastuzumab.

Las opciones de tratamiento son las siguientes:

- Por lo general, el tratamiento consiste en el tratamiento antiHER2 más quimioterapia seguida de tratamiento antiestrógeno, consulte la Guía 6.
- Tratamiento hormonal.
- Tratamiento hormonal con tratamiento dirigido a HER2, consulte la Guía 7.

Si está cursando la premenopausia, se recomiendan la ablación o la supresión ováricas junto con el tratamiento hormonal y el tratamiento dirigido a HER2.

Usted continuará con el tratamiento hasta la progresión de la enfermedad, o hasta que el nivel de toxicidad sea inaceptable. Una toxicidad inaceptable es aquella que pone en riesgo su salud en general.

Es importante que no falte a las visitas de seguimiento y a las citas para los estudios de diagnóstico por imágenes. Busque una buena atención médica de rutina, incluso atención preventiva y estudios de detección de cáncer.

Guía 7
Tratamiento hormonal con opciones de tratamiento dirigido a HER2

Inhibidor de aromatasa solo o con • Trastuzumab • Lapatinib • Lapatinib y trastuzumab
Fulvestrant solo o con trastuzumab
Tamoxifeno solo o con trastuzumab

Monitorización

La monitorización incluye exámenes físicos, análisis de sangre, exploraciones de diagnóstico por imagen y pruebas tumorales (según corresponda). La monitorización se utiliza para ver si el cáncer responde al tratamiento, si está estable o si progresa.

La monitorización es importante. Será monitoreado para detectar síntomas causados por el cáncer, como dolor por metástasis óseas. El objetivo de la monitorización es determinar si el tratamiento aporta beneficios. Los beneficios incluyen detener la extensión del cáncer.

Es importante que no falte a las visitas de seguimiento y a las citas para los estudios de diagnóstico por imágenes. Busque una buena atención médica de rutina, incluso atención preventiva y estudios de detección de cáncer. Continúe tomando todos los medicamentos como se le recetaron.

Progresión de la enfermedad

La progresión de la enfermedad se define por el crecimiento o la extensión del cáncer, según surja de los estudios de diagnóstico por imágenes o del examen físico del tumor.

El tratamiento se basa en si el cáncer progresa mientras recibe lo siguiente:

- Tratamiento hormonal de primera línea o
- Tratamiento sistémico de primera línea con tratamiento dirigido a HER2.

La mayoría de las personas podrá contar con muchas líneas de tratamiento sistémico. Se realizarán monitoreos durante el tratamiento. Para conocer las opciones de tratamiento, consulte la Guía 8.

Guía 8
Progresión: ER+ o PR+ con HER2+

Progresión durante el tratamiento hormonal de primera línea	Si no es resistente al tratamiento hormonal, considere una línea de tratamiento hormonal diferente sola (consulte la Guía 7) o junto con un tratamiento dirigido a HER2 (consulte la Guía 6)	→	Si no produce beneficios luego de tres líneas de tratamiento hormonal solo o con tratamiento dirigido a HER2, o si se presenta enfermedad visceral con síntomas, tratamiento sistémico con tratamiento dirigido a HER2 (consulte la Guía 6)	→	Considere dejar de administrar el tratamiento dirigido a HER2 y continuar con el tratamiento complementario
Progresión durante el tratamiento sistémico de primera línea con tratamiento dirigido a HER2.	Intente otra línea de tratamiento sistémico con tratamiento dirigido a HER2 (consulte la Guía 6)	→	Continúe el tratamiento sistémico hasta la progresión	→	Considere dejar de administrar el tratamiento dirigido a HER2 y continuar con el tratamiento complementario

Progreso del cáncer durante el tratamiento hormonal de primera línea

El tratamiento de primera línea es el primer tratamiento que se prueba. Si el cáncer avanza mientras se encuentra con el tratamiento hormonal de primera línea, es probable que cambie a un tratamiento hormonal distinto como opción de segunda línea.

El tratamiento hormonal puede administrarse junto con el tratamiento dirigido a HER2. En determinado momento, este cáncer se vuelve resistente al tratamiento hormonal, y solo se utilizará el tratamiento sistémico con tratamiento dirigido a HER2. Consulte la Guía 6.

Luego de tres rondas de tratamiento hormonal

Si el cáncer avanza luego de tres rondas de tratamiento hormonal o si muestra síntomas graves de cáncer en los órganos internos (crisis visceral), tal vez sea el momento de considerar detener al tratamiento hormonal y enfocarse en el tratamiento sistémico y tratamiento complementario.

Progreso del cáncer durante el tratamiento sistémico con tratamiento dirigido a HER2

Si el cáncer avanza mientras se encuentra bajo tratamiento sistémico y tratamiento dirigido a HER2, puede optar por otra línea de tratamiento. En este caso, se probará con otros tratamientos sistémicos y dirigidos a HER2. En ocasiones, solo se administrará el tratamiento dirigido a HER2.

Continúe con el tratamiento dirigido a HER2 hasta la progresión de la enfermedad. Consulte la Guía 6.

Cuando el cáncer avance, considere terminar el tratamiento dirigido a HER2 y continuar con el tratamiento complementario.

> Es importante que le informe a su equipo de atención sobre todos los efectos secundarios para que se puedan controlar.

Luego de múltiples líneas de tratamiento sistémico

Luego de múltiples líneas de tratamiento sistémico, tal vez sea el momento de considerar terminar el tratamiento dirigido a HER2 y enfocarse en el tratamiento complementario. Es posible que los efectos secundarios potenciales de continuar con más líneas de tratamiento dirigido a HER2 superen a los beneficios.

Antes de probar con una nueva línea de tratamiento sistémico, deberá conversar con su médico sobre lo siguiente:

- Sus deseos sobre la continuación del tratamiento
- Los riesgos y beneficios del tratamiento
- Su estado funcional
- Sus preferencias sobre los tipos de tratamiento

El tratamiento sistémico tiene efectos secundarios que pueden tener impacto en su calidad de vida. Si usted y su médico deciden suspender el tratamiento dirigido a HER2, seguirá recibiendo el tratamiento complementario.

Puntos clave

- En el cáncer con receptor de hormonas positivo (HR+), se encuentran los receptores de estrógeno (ER+) y/o progesterona (PR+). Cuando se encuentran receptores de HER2, también es HER2-positivo (HER2+).
- A veces, el cáncer de mama ER+ y/o PR+ con HER2+ se denomina cáncer de mama triple positivo.
- El tratamiento suele ser una combinación de tratamientos hormonales y sistémicos enfocados en receptores de hormonas y HER2.
- Usted continuará con el tratamiento sistémico hasta la progresión de la enfermedad, o hasta que el nivel de toxicidad sea inaceptable. Una toxicidad inaceptable es aquella que pone en riesgo su salud en general.
- Siempre se administra el tratamiento complementario.
- Sus preferencias sobre el tratamiento siempre son importantes.

Dado que su tipo de cáncer de mama puede cambiar con el tiempo, es posible que deba hacerse otra biopsia para orientar el tratamiento.

7

Cáncer con receptor de hormonas negativo y HER2+

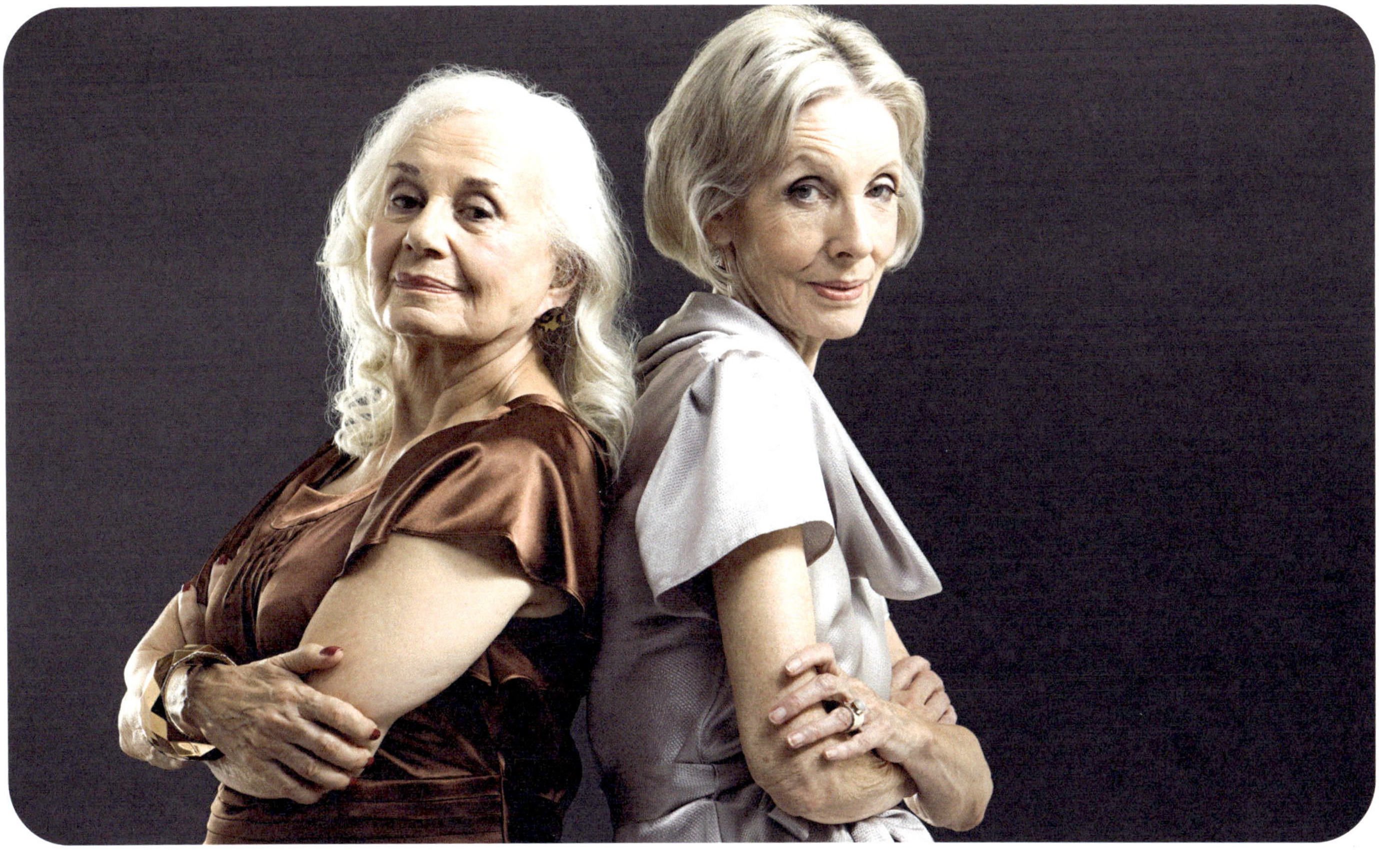

En el cáncer con receptor de hormonas negativo, no hay receptores de estrógeno (ER-) ni progesterona (PR-). Cuando se encuentran receptores de HER2, es HER2-positivo (HER2+). En ocasiones, este cáncer se indica como ER- o PR- con HER2+. Juntos, usted y su médico elegirán el plan de tratamiento que sea mejor para usted.

Tratamiento

El tratamiento para el cáncer HR- con HER2+ es tratamiento sistémico con tratamiento dirigido a HER2. El tratamiento hormonal no se utiliza con ER-.

- Para el tratamiento sistémico con opciones de tratamiento dirigido a HER2, consulte la Guía 9.

Guía 9
Tratamiento sistémico con opciones de tratamiento dirigido a HER2

Opciones de primera línea	• Pertuzumab, trastuzumab y docetaxel (recomendado) • Pertuzumab, trastuzumab y paclitaxel (recomendado) • Fam-trastuzumab deruxtecan-nxki (en algunos casos)
Segunda línea y posterior	• Fam-trastuzumab deruxtecan-nxki (recomendado) • Ado-trastuzumab emtansina (T-DM1) • Tucatinib, trastuzumab y capecitabina • Trastuzumab y docetaxel o vinorelbina • Trastuzumab y paclitaxel con o sin carboplatino • Trastuzumab y capecitabina • Capecitabina con trastuzumab o lapatinib • Trastuzumab y lapatinib (sin tratamiento citotóxico) • Trastuzumab con otros agentes • Neratinib y capecitabina • Margetuximab-cmkb con quimioterapia (capecitabina, eribulina, gemcitabina o vinorelbina) • Ado-trastuzumab emtansina (T-DM1)
Otras opciones	• Para mutaciones de *BRCA1* o *BRCA2,* olaparib o talazoparib • Para fusión de *NTRK*, larotrectinib o entrectinib • Para MSI-H/dMMR, pembrolizumab • Para TMB-H: pembrolizumab

Nota: Un biosimilar aprobado por la FDA podría utilizarse por trastuzumab.

Usted continuará con el tratamiento hasta la progresión de la enfermedad, o hasta que el nivel de toxicidad sea inaceptable. Una toxicidad inaceptable es aquella que pone en riesgo su salud en general.

Monitorización

La mayoría de las personas podrá contar con muchas líneas de tratamiento sistémico. Se realizarán monitoreos durante el tratamiento. La monitorización incluye exámenes físicos, análisis de sangre, exploraciones de diagnóstico por imagen y pruebas tumorales (según corresponda). La monitorización se utiliza para ver si el cáncer responde al tratamiento, si está estable o si progresa.

La monitorización es importante. Será monitoreado para detectar síntomas causados por el cáncer, como dolor por metástasis óseas. El objetivo de la monitorización es determinar si el tratamiento aporta beneficios. Los beneficios incluyen mantener estable al cáncer.

Es importante que no falte a las visitas de seguimiento y a las citas para los estudios de diagnóstico por imágenes. Busque una buena atención médica de rutina, incluso atención preventiva y estudios de detección de cáncer. Continúe tomando todos los medicamentos como se le recetaron.

Progresión de la enfermedad

La progresión de la enfermedad se define por el crecimiento o la extensión del cáncer, según surja de los estudios de diagnóstico por imágenes o del examen físico del tumor.

Cuando este cáncer progresa, la opción es otra línea de tratamiento sistémico con tratamiento dirigido a HER2. Tendrá un tratamiento distinto al anterior. Existen muchas opciones disponibles. La mayoría de las personas podrá contar con muchas líneas de tratamiento sistémico. El tratamiento sistémico se utiliza para prevenir el desarrollo y la extensión del cáncer de mama metastásico, además de aliviar el dolor y las molestias.

Antes de administrarse una nueva línea de tratamiento sistémico, deberá conversar con su médico sobre lo siguiente:

- Sus deseos sobre la continuación del tratamiento
- Los riesgos y beneficios del tratamiento
- Su estado funcional
- Sus preferencias sobre los tipos de tratamiento

El tratamiento sistémico tiene efectos secundarios. Cuando el estado funcional es deficiente, los efectos secundarios del tratamiento dirigido a HER2 pueden afectar su calidad de vida. Aunque interrumpa el tratamiento dirigido a HER2, continuará con el tratamiento complementario.

Luego de múltiples líneas de tratamiento sistémico

Luego de múltiples líneas de tratamiento sistémico, tal vez sea el momento de considerar terminar el tratamiento dirigido a HER2 y enfocarse en el tratamiento complementario. Es posible que los efectos secundarios potenciales de continuar con más líneas de tratamiento dirigido a HER2 superen a los beneficios. Sus deseos son siempre importantes.

Puntos clave

- En el cáncer de mama con receptor de hormonas negativo (HR-) y HER2-positivo (HER2+), no hay receptores de estrógeno (ER-) ni progesterona (PR-), pero las pruebas de HER2 dan positivo (HER2+).
- El tratamiento hormonal no se utiliza cuando el cáncer da negativo para el receptor de estrógeno (ER-).
- Dado que este cáncer es HER2+, se utiliza el tratamiento sistémico dirigido a HER2. Esto se llama tratamiento dirigido a HER2.
- La mayoría de las personas podrá contar con muchas líneas de tratamiento sistémico. Antes de cada nueva línea de tratamiento, usted y su médico conversarán sobre los objetivos del tratamiento, los riesgos y los beneficios, su salud en general y sus objetivos para el tratamiento.
- Sus preferencias sobre el tratamiento siempre son importantes.
- Siempre se administra el tratamiento complementario.

¿Necesita ayuda para pagar los medicamentos o el tratamiento?

Pregúntele a su equipo de atención las opciones con las que cuenta.

8
Cáncer de mama triple negativo

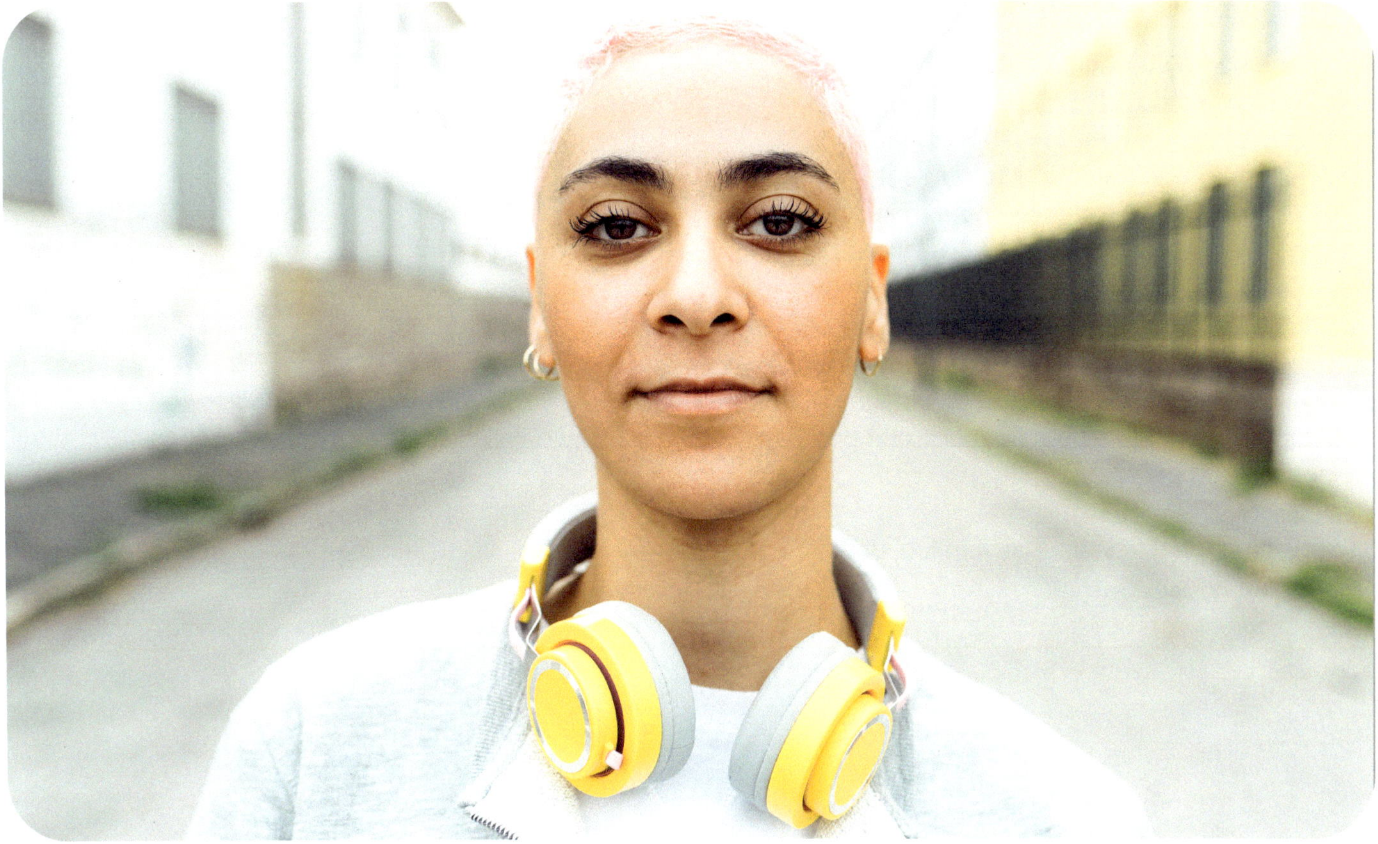

En el cáncer de mama triple negativo (TNBC), las células cancerosas han dado negativo para HER2, receptores de estrógeno y receptores de progesterona. En ocasiones, el TNBC indica como ER- y PR- con HER2-. Juntos, usted y su médico elegirán el plan de tratamiento que sea mejor para usted.

El cáncer de mama triple negativo (TNBC) es cáncer con las siguientes características:

- receptor de estrógeno negativo (ER-),
- receptor de progesterona negativo (PR-), y
- HER2 negativo (HER2-).

Hay muchas variaciones dentro del TNBC. Es un grupo de enfermedades sobre las cuales siempre estamos aprendiendo más.

Tratamiento

Dado que no hay receptores de HER2, el tratamiento dirigido a HER2 no es una opción. Y, como no hay receptores de hormonas de estrógeno ni progesterona, el tratamiento hormonal no es una opción. El tratamiento es más difícil sin uno de estos receptores. Por lo general, el tratamiento es la quimioterapia o la inmunoterapia. Se administrarán múltiples líneas de tratamiento sistémico hasta la progresión de la enfermedad, o hasta que el nivel de toxicidad sea inaceptable. Una toxicidad inaceptable es aquella que pone en riesgo su salud en general.

Las opciones de tratamiento sistémico se encuentran en la Guía 10.

Monitorización

La monitorización incluye exámenes físicos, análisis de sangre, exploraciones de diagnóstico por imagen y pruebas tumorales (según corresponda). La monitorización se utiliza para ver si el cáncer responde al tratamiento, si está estable o si progresa.

La monitorización es importante. Será monitoreado para detectar síntomas causados por el cáncer, como dolor por metástasis óseas. El objetivo de la monitorización es determinar si el tratamiento aporta beneficios. Los beneficios incluyen mantener estable al cáncer.

Es importante que no falte a las visitas de seguimiento y a las citas para los estudios de diagnóstico por imágenes. Busque una buena atención médica de rutina, incluso atención preventiva y estudios de detección de cáncer. Continúe tomando todos los medicamentos como se le recetaron.

Guía 10
Opciones de tratamiento sistémico: ER- y PR- con HER2-

Opciones recomendadas	• Antraciclinas, como doxorrubicina o doxorrubicina liposomal • Taxanos, como el paclitaxel • Antimetabolitos, como capecitabina o gemcitabina • Inhibidores de microtúbulos, como vinorelbina o eribulina • Sacituzumab govitecan-hziy • Para mutaciones de la línea germinal de *BRCA1* o *BRCA2*: olaparib, talazoparib, carboplatino o cisplatino • Para PD-L1 positivo: pembrolizumab con quimioterapia (paclitaxel unido a albúmina, paclitaxel o gemcitabina con carboplatino)
Otras recomendaciones	• Ciclofosfamida • Docetaxel • Paclitaxel unido a albúmina • Epirubicina • Ixabepilona
Útil en casos seleccionados	• Doxorrubicina y ciclofosfamida (AC) • Epirubicina y ciclofosfamida (EC) • Ciclofosfamida, metotrexato y fluorouracilo (CMF) • Docetaxel y capecitabina • Gemcitabina y paclitaxel (GT) • Gemcitabina y carboplatino • Carboplatino con paclitaxel o paclitaxel unido a albúmina • Para fusión de *NTRK*: larotrectinib o entrectinib • Para MSI-H/dMMR: pembrolizumab o dostarlimab-gxly • Para TMB-H: pembrolizumab

Progresión de la enfermedad

La progresión de la enfermedad se define por el crecimiento o la extensión del cáncer, según surja de los estudios de diagnóstico por imágenes o del examen físico del tumor.

Antes de administrarse una nueva línea de tratamiento sistémico, deberá conversar con su médico sobre lo siguiente:

- Sus deseos sobre la continuación del tratamiento
- Los riesgos y beneficios del tratamiento
- Su estado funcional
- Sus preferencias sobre los tipos de tratamiento

Luego de múltiples líneas de tratamiento sistémico, tal vez sea el momento de considerar terminar el tratamiento sistémico y enfocarse en el tratamiento complementario. Es posible que los efectos secundarios potenciales de continuar con más líneas de tratamiento sistémico superen a los beneficios. Sus preferencias y objetivos sobre el tratamiento siempre son importantes.

Puntos clave

- En el cáncer de mama triple negativo (TNBC), no se encuentran receptores de estrógeno, progesterona ni HER2.
- El TNBC suele tratarse con quimioterapia.
- Se administrarán múltiples líneas de tratamiento sistémico hasta la progresión de la enfermedad, o hasta que el nivel de toxicidad sea inaceptable. Una toxicidad inaceptable es aquella que pone en riesgo su salud en general.
- Antes de cada nueva línea de tratamiento, usted y su médico conversarán sobre los objetivos del tratamiento, los riesgos y los beneficios, su salud en general y sus objetivos para el tratamiento.
- Sus preferencias sobre el tratamiento siempre son importantes.
- Siempre se administra el tratamiento complementario.

9

Toma de decisiones acerca del tratamiento

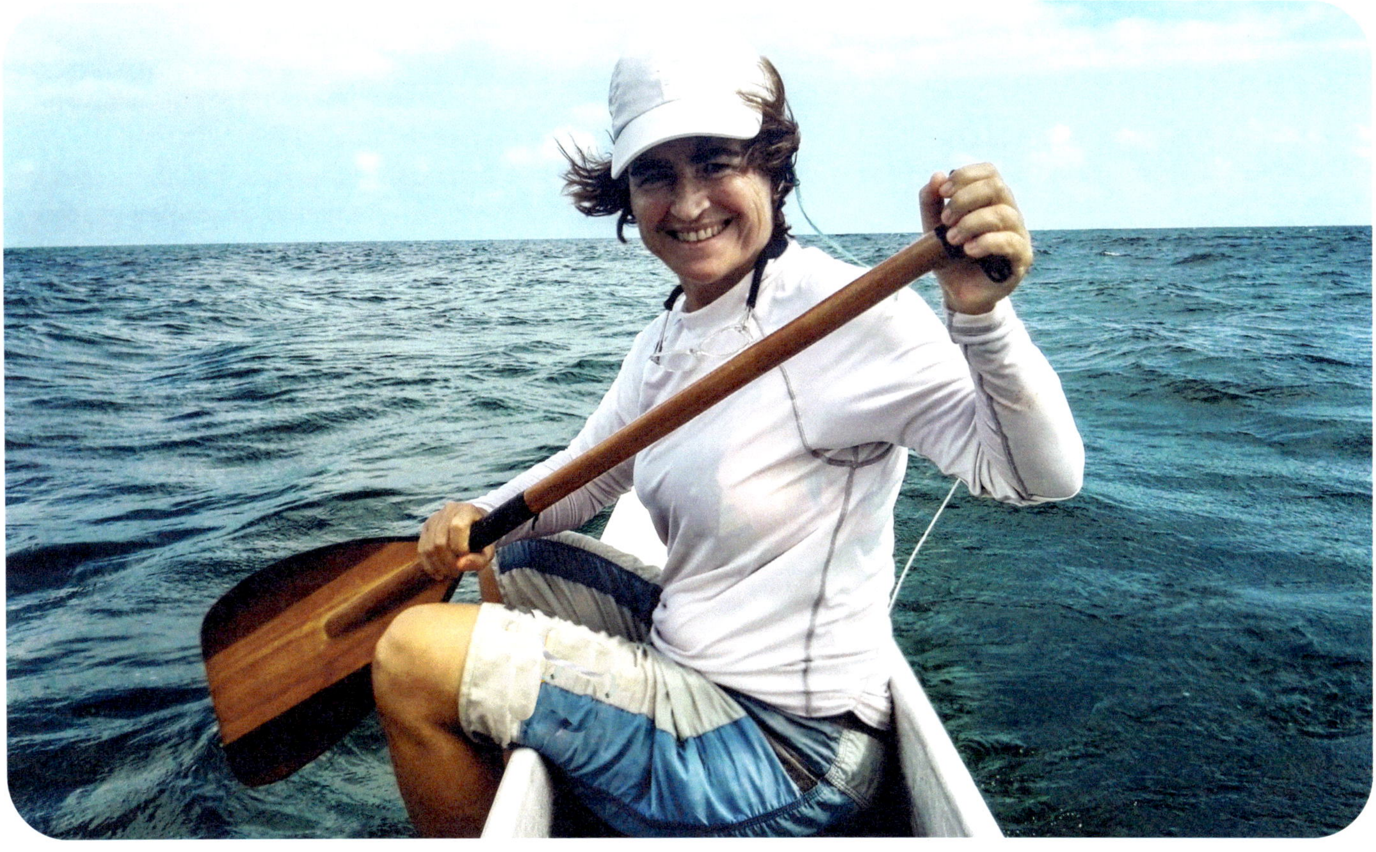

Es importante sentirse cómodo con el tratamiento del cáncer que elija. Esta elección comienza cuando tiene una conversación franca y honesta con su médico.

Es su decisión

En el caso de compartir la toma de decisiones, sus médicos y usted comparten información, conversan sobre las opciones y se ponen de acuerdo sobre un plan de tratamiento. Esto comienza con una conversación franca y honesta entre usted y su médico.

Las decisiones sobre el tratamiento son muy personales. Lo que es importante para usted puede no serlo para otra persona.

Algunas cosas que pueden afectar su toma de decisiones:

- Lo que deseamos y cómo lo deseamos puede ser diferente a lo que desean los demás
- Sus creencias religiosas y espirituales
- Sus sentimientos sobre ciertos tratamientos como la cirugía o la quimioterapia
- Sus sentimientos sobre el dolor o los efectos secundarios como las náuseas y los vómitos
- El costo del tratamiento, el viaje hasta los centros de tratamiento y el tiempo alejado de la escuela o el trabajo
- La calidad de vida y la longevidad
- Que tan activo es y las actividades que son importantes para usted

Piense en lo que desea obtener del tratamiento. Hable francamente de los riesgos y beneficios de los tratamientos y procedimientos específicos. Pondere las opciones y hable de sus inquietudes con su médico. Si se toma el tiempo de entablar una relación con su médico, lo ayudará a sentirse apoyado cuando considere las alternativas y tome decisiones acerca del tratamiento.

Buscar una segunda opinión

Es normal querer comenzar el tratamiento lo antes posible. Si bien el cáncer no puede ignorarse, hay tiempo para que otro médico analice los resultados de sus estudios y sugiera un plan de tratamiento. Esto se llama buscar una segunda opinión y es una parte normal del tratamiento del cáncer. ¡Los médicos también buscan segundas opiniones!

Puede prepararse de la siguiente manera:

- Verifique las normas sobre segundas opiniones de su compañía de seguro. Puede haber costos que usted deberá pagar de su bolsillo por los médicos que no sean parte de su plan de seguro.
- Coordine para que le envíen copias de todos sus registros, incluidos los estudios de imágenes y los portaobjetos de anatomopatología, al médico que verá para la segunda opinión.

Grupos de apoyo

Muchas personas con diagnóstico de cáncer consideran que los grupos de apoyo son útiles. Los grupos de apoyo suelen incluir personas en diferentes etapas del tratamiento. Algunas pueden estar recién diagnosticadas, mientras otras pueden haber terminado el tratamiento. Si no hay grupos de apoyo para personas con cáncer en su hospital o en su comunidad, revise los sitios web que aparecen en este libro.

Preguntas para los médicos

En las siguientes páginas hay preguntas que puede hacer a los médicos. No dude en usar estas preguntas o pensar en las suyas propias. Sea claro sobre sus objetivos para el tratamiento y sepa lo que puede esperar de él. Tenga a mano un cuaderno para anotar las respuestas a sus preguntas.

Preguntas sobre los estudios y el diagnóstico

1. ¿Qué pruebas tendré que hacerme? ¿Con qué frecuencia se repiten? ¿Mi seguro pagará estos estudios?
2. ¿Qué medidas tomará para que me esté a gusto durante las pruebas?
3. ¿Qué sucede si estoy embarazada o quiero embarazarme?
4. ¿Cuándo me realizarán una biopsia? ¿Me harán más de una? ¿Cuáles son los riesgos?
5. ¿Cómo se realizará la biopsia? ¿Qué más se puede hacer en este momento?
6. ¿Cuándo sabré los resultados y quién me los explicará?
7. ¿Cómo puedo obtener una copia del informe anatomopatológico y de los resultados de los otros estudios?
8. ¿Quién hablará conmigo sobre los próximos pasos? ¿Cuándo?
9. ¿Qué puedo hacer antes de mi próxima cita?

Preguntas para el equipo de atención médica sobre su experiencia

1. ¿Cuál es su experiencia en el tratamiento del cáncer de mama metastásico?
2. ¿Qué experiencia tienen los integrantes de su equipo?
3. ¿Solo trata el cáncer de mama metastásico? ¿Qué otras enfermedades trata?
4. ¿Cuántos pacientes como yo (de mi misma edad, sexo, raza) ha tratado?
5. ¿Consultará con expertos sobre la atención que recibiré? ¿Con quién consultará?
6. ¿Cuántos procedimientos como el que me sugiere ha realizado?
7. ¿Este tratamiento es una parte importante de su ejercicio profesional?
8. ¿Con qué frecuencia se espera una complicación? ¿Cuáles son las complicaciones?
9. ¿Cuántas cirugías de cáncer de mama ha realizado? ¿Qué tipo de cirugías ha realizado? ¿Cuántas al año?
10. ¿Quién se encargará de coordinar mi atención diaria?

Preguntas sobre las alternativas

1. ¿Qué sucederá si no hago nada?
2. ¿De qué manera afectan mis opciones la edad, la salud y otros factores?
3. ¿Qué sucede si estoy embarazada? ¿Qué sucede si planeo quedar embarazada en un futuro próximo?
4. ¿Qué opción se demostró que es la más efectiva para mi cáncer, edad y otros factores de riesgo?
5. ¿Cuáles son las complicaciones y los efectos secundarios posibles?
6. ¿Cómo sabe que el tratamiento funcionó? ¿Cómo voy a saberlo?
7. ¿Qué se puede hacer para evitar o aliviar los efectos secundarios del tratamiento?
8. ¿Este tratamiento tiene efectos secundarios potencialmente mortales? ¿Cómo me controlarán?
9. ¿Soy candidato para un ensayo clínico? ¿Puedo participar en un ensayo clínico en cualquier momento?
10. ¿Hay alguna opción que ofrezca un control del cáncer a largo plazo? ¿Tengo mejores posibilidades con una alternativa que con otra? ¿Consume menos tiempo? ¿Es más económica?
11. ¿Hay algún asistente social o alguien que pueda ayudarme a decidir?
12. ¿Hay algún hospital o centro de tratamiento que pueda recomendar para el tratamiento del cáncer de mama? ¿Puedo ir a un hospital para la cirugía y a un centro diferente para la radioterapia?

Preguntas sobre el tratamiento

1. ¿Cuáles son mis opciones de tratamiento? ¿Cuáles son los beneficios y los riesgos? ¿Qué tratamientos recomienda y por qué?

2. ¿De qué manera mi edad, mi estado funcional, el estadio del cáncer y demás afecciones limitan mis opciones de tratamiento?

3. ¿Es importante el orden del tratamiento?

4. ¿Cuánto tiempo tengo para decidir sobre el tratamiento?

5. ¿Tendré que ir al hospital o a otro lado para el tratamiento? ¿Con qué frecuencia? ¿Cuánto dura cada visita? ¿Debo pasar la noche en el hospital o hacer planes de viaje?

6. ¿Puede elegir cuándo comenzar el tratamiento? ¿Puedo elegir los días y horarios de tratamiento? ¿Debe acompañarme alguien?

7. ¿Cuánto duele el tratamiento? ¿Qué medidas tomará para que me sienta cómoda/o?

8. ¿Puedo dejar el tratamiento en cualquier momento? ¿Qué sucederá si dejo el tratamiento?

9. ¿Cuánto costará el tratamiento? ¿Qué parte de este tratamiento está cubierta por mi seguro? ¿Hay algún programa que pueda ayudarme a pagar el tratamiento?

10. ¿Voy a faltar al trabajo o la universidad? ¿Podré conducir? ¿Cuándo podré volver a mis actividades normales?

11. ¿Cuáles son las posibilidades de que reaparezca el cáncer después de este tratamiento? ¿Cuál será el tratamiento si regresa?

12. Me gustaría buscar una segunda opinión ¿Me puede recomendar a alguien? ¿Quién puede ayudarme a recabar todos mis registros médicos para buscar una segunda opinión?

Preguntas sobre la cirugía

1. ¿Qué se extirpará durante la cirugía? ¿Qué significa este en términos de mi recuperación?
2. ¿A qué tipo de cirugía me someteré? ¿Me harán más de una cirugía?
3. ¿Mi cáncer involucra venas o arterias? ¿Cómo podría afectar esto a la cirugía?
4. ¿Cuánto tiempo me tomará recuperarme de la cirugía? ¿Cuándo podré volver a trabajar?
5. ¿Cuánto dolor tendré? ¿Qué se hará para controlar el dolor?
6. ¿Cuál es la probabilidad de que esta cirugía acorte mi vida?
7. ¿Qué otros efectos secundarios podría esperar de la cirugía? ¿Qué complicaciones pueden ocurrir a partir de esta cirugía?
8. ¿Qué tratamiento recibiré antes, durante o después de la cirugía? ¿Qué hace este tratamiento?

Preguntas sobre la radioterapia

1. ¿A qué tipo de radioterapia (RT) me someteré?
2. ¿A qué se dirigirá?
3. ¿Cuál es el objetivo de esta radioterapia?
4. ¿Cuántas sesiones de tratamiento necesitaré? ¿Se puede realizar un ciclo de RT más corto?
5. ¿Ofrecen este tipo de RT aquí? En caso negativo, ¿puede recomendarme a alguien que la haga?
6. ¿Qué efectos secundarios puedo esperar de la radiación?
7. ¿Debo comer o beber antes de la RT?
8. ¿Me administrarán medicamentos que me ayuden a relajarme durante la RT?
9. ¿Qué debo usar?

Preguntas sobre los efectos secundarios

1. ¿Cuáles son los efectos secundarios previstos del tratamiento?
2. ¿Cuáles son los efectos secundarios de este cáncer?
3. ¿Cuánto durarán estos efectos secundarios? ¿Algún efecto secundario disminuye o empeora en gravedad con el tiempo?
4. ¿A qué efectos secundarios debo estar atenta/o? ¿Qué efectos secundarios se esperan y cuáles son potencialmente mortales?
5. ¿Cuándo debo llamar al médico? ¿Puedo enviar un mensaje de texto? ¿Qué debo hacer los fines de semana y durante las horas que no son de oficina?
6. ¿A qué servicio de urgencias o emergencias debo acudir? ¿Mi equipo de atención podrá comunicarse con el equipo de emergencias?
7. ¿Qué medicamentos puedo tomar para evitar o aliviar los efectos secundarios?
8. ¿Qué puedo hacer para aliviar el dolor y otros efectos secundarios?
9. ¿Interrumpirá el tratamiento o lo cambiará si aparecen efectos secundarios? ¿Qué es lo que busca?
10. ¿Qué puedo hacer para aliviar o evitar los efectos secundarios? ¿Qué medidas tomará usted?
11. ¿Qué medicamentos pueden empeorar los efectos secundarios del tratamiento?
12. ¿Cuáles son algunos de los posibles efectos secundarios permanentes que podría sufrir a partir del tratamiento?

Preguntas sobre los ensayos clínicos

1. ¿Qué ensayos clínicos están disponibles para mi tipo y estadio de cáncer de mama?
2. ¿Cuáles son los tratamientos realizados en el ensayo clínico?
3. ¿Qué hace el tratamiento?
4. ¿Se ha usado este tratamiento antes? ¿Se ha usado para otros tipos de cáncer?
5. ¿Cuáles son los riesgos y beneficios de este tratamiento?
6. ¿Qué efectos secundarios puedo presentar? ¿Cómo pueden controlarse los efectos secundarios?
7. ¿Por cuánto tiempo participaré en el ensayo clínico?
8. ¿Podré recibir otro tratamiento si este no funciona?
9. ¿Cómo sabrá que el tratamiento está funcionando?
10. ¿El ensayo clínico tendrá algún costo? De ser así, ¿cuánto?
11. ¿Cómo averiguo sobre los ensayos clínicos en los que puedo participar? ¿Hay fuentes en línea que pueda investigar?

Recursos

American Association for Cancer Research (AACR)
aacr.org

American Breast Cancer Foundation
youandbreastcancer.com/en-bc/home

American Cancer Society (ACS)
cancer.org/cancer/breast-cancer.html

Breast Cancer Alliance (BCA)
breastcanceralliance.org

Breast Cancer Support Project
breastcancerportraitproject.org

Breastcancer.org
breastcancer.org

Brem Foundation
bremfoundation.org

Cancer*Care*
cancercare.org

Cancer Support Community
cancersupportcommunity.org/living-cancer

Chemocare
chemocare.com

DiepCFoundation
diepcfoundation.org

Dr. Susan Love Foundation for Breast Cancer Research
drsusanloveresearch.org/love-research-army

FORCE - Facing Our Risk of Cancer Empowered
facingourrisk.org

GPAC - Global Patient Advocacy Coalition
GPACunited.org

Living Beyond Breast Cancer (LBBC)
lbbc.org

MedlinePlus
medlineplus.gov/breastcancer.html

My Survival Story
mysurvivalstory.org

National Cancer Institute (NCI)
cancer.gov/types/breast

National Center for Health Research
breastimplantinfo.org

National Coalition for Cancer Survivorship
canceradvocacy.org/toolbox

National Financial Resource Directory - Patient Advocate Foundation
patientadvocate.org/explore-our-resources/national-financial-resource-directory/

OncoLink
oncolink.org

Patient Access Network Foundation
panfoundation.org

Radiological Society of North America
radiologyinfo.org

SHARE Cancer Support
sharecancersupport.org

Sharsheret
sharsheret.org

Smart Patients
smartpatients.com/communities/breast-cancer

Susan G. Komen
komen.org

Testing.com
testing.com

The Male Breast Cancer Coalition
malebreastcancercoalition.org/men-have-breasts-too

Unite for HER
uniteforher.org

Young Survival Coalition (YSC)
youngsurvival.org

Comparta su opinión con nosotros.

Complete nuestra encuesta
Y colabore para que NCCN Guidelines for Patients sea mejor para todos.
NCCN.org/patients/comments

Palabras que debe saber

ablación ovárica
Método utilizado para evitar que los ovarios produczcan hormonas.

ácido desoxirribonucleico (ADN)
Cadena de sustancias químicas en las células que contienen instrucciones codificadas para generar y controlar las células.

adenopatía palpable
Ganglios linfáticos anormales en tamaño o consistencia.

anatomopatólogo
Médico experto en el análisis de células y tejido para detectar enfermedades.

antecedentes médicos
Informe de todos sus eventos de salud y medicamentos.

antiestrógenos
Medicamento para el cáncer que impide la unión del estrógeno a las células.

areola
Área más oscura y circular de la piel que se encuentra alrededor del pezón en la mama.

asesoramiento genético
Orientación de expertos sobre la posibilidad de que una enfermedad se transmita de padres a hijos.

aspiración con aguja fina (AAF)
Procedimiento que extrae muestras de tejido con una aguja muy fina.

biopsia
Procedimiento por el que se extirpan muestras de fluido o tejido para analizarlas en busca de una enfermedad.

biopsia de ganglio linfático centinela (SLNB)
Operación en la que se extirpan las estructuras que combaten las enfermedades (ganglios linfáticos) a las que el cáncer se extiende en primer lugar. También llamada disección del ganglio linfático centinela.

biopsia por punción con aguja gruesa
Procedimiento que extrae muestras de tejido con una aguja hueca. También llamada biopsia con aguja gruesa.

cáncer con receptores de hormonas negativos (HR-)
Células cancerosas que no utilizan hormonas para desarrollarse.

cáncer con receptores de hormonas positivos (HR+)
Células cancerosas que utilizan hormonas para desarrollarse.

cáncer de mama hereditario
Cáncer de mama que probablemente fue provocado por genes anormales transmitidos de padres a hijos.

cáncer de mama triple negativo (TNBC)
Cáncer de mama que no usa hormonas ni la proteína HER2 para crecer.

carcinoma
Cáncer de las células que recubren las superficies internas o externas del cuerpo.

carcinoma ductal
Cáncer derivado de las células que recubren los pequeños vasos con forma de tubo.

carcinoma lobular
Cáncer de mama que comenzó en las células que recubren las glándulas mamarias (lóbulos).

complejo areola-pezón (NAC)
El aro de piel más oscura de la mama se llama areola. La punta elevada dentro de la areola se llama pezón.

conducto
Estructura en forma de tubo a través de la cual la leche se desplaza hasta el pezón.

degradador selectivo de receptores de estrógeno (SERD)
Medicamento que bloquea y destruye los receptores de estrógeno.

densidad mineral ósea
Prueba que mide la resistencia de los huesos.

ecografía
Procedimiento que usa ondas sonoras para tomar imágenes del interior del cuerpo.

efectos secundarios
Respuestas físicas o emocionales insalubres o desagradables frente al tratamiento.

ensayo clínico
Tipo de investigación que evalúa pruebas o tratamientos de salud.

especialista en fertilidad
Experto que ayuda a las personas a tener bebés.

estadio anatomopatológico (p)
Clasificación de la extensión del cáncer según los estudios realizados después del tratamiento.

estadio clínico (c)
Clasificación de la extensión del cáncer antes de iniciar el tratamiento.

estadio del cáncer
Clasificación del pronóstico del cáncer en función de su crecimiento y extensión.

estrógeno
Hormona que provoca rasgos corporales femeninos.

examen clínico de las mamas
Palpación de las mamas por un experto de la salud para detectar enfermedades.

examen físico
Estudio del cuerpo por parte de un médico para descubrir signos de enfermedad.

gammagrafía ósea
Examen que toma imágenes de los huesos para evaluar si hay problemas de salud.

ganglio linfático
Pequeña estructura en forma de frijol que combate las enfermedades.

ganglio linfático axilar (ALN)
Pequeña estructura que combate las enfermedades, cerca de la axila.

ganglio linfático centinela (SLN)
Primer ganglio linfático al que se extienden las células cancerosas después de dejar un tumor.

gen
Instrucciones codificadas en las células para crear nuevas células y controlar la forma en que se comportan las células.

hemograma completo (CBC)
Análisis de sangre que incluye la cantidad de glóbulos sanguíneos.

hibridación *in situ* (HIS)
Estudio de laboratorio de la cantidad de genes.

histología
Estructura de las células, los tejidos y los órganos observada bajo un microscopio.

hormona
Sustancia química del cuerpo que desencadena una respuesta de las células o los órganos.

hormona liberadora de hormona luteinizante (LHRH)
Hormona en el cerebro que ayuda a controlar la producción de estrógeno de los ovarios.

imagen por resonancia magnética (IRM)
Estudio que usa ondas sonoras e imanes potentes para tomar fotografías del interior del cuerpo.

infraclavicular
Área justo debajo de la clavícula.

inhibidor de aromatasa (AI)
Medicamento que reduce el nivel de estrógeno en el cuerpo.

inmunohistoquímica (IHQ)
Estudio de laboratorio de las células cancerosas para descubrir trazas específicas de células involucradas en el crecimiento celular anormal.

linfa
Líquido transparente que contiene glóbulos blancos.

linfadenectomía axilar (ALND)
Operación en la que se extirpan las estructuras que combaten las enfermedades (ganglios linfáticos) ubicadas cerca de la axila.

linfadenopatía
Ganglios linfáticos que son anormales en tamaño o consistencia.

linfedema
Hinchazón en el cuerpo debido a una acumulación de líquido llamado linfa.

lóbulo
Glándula en la mama que produce leche materna.

mamaria interna
Área a lo largo del esternón.

mamografía
Imagen radiográfica que se hace para obtener imágenes del interior de la mama.

mamografía de diagnóstico bilateral
Imágenes del interior de ambas mamas que se hacen a partir de una serie de rayos X.

medio de contraste
Sustancia que se coloca en el cuerpo para que las imágenes que se toman en los estudios de diagnóstico sean más claras.

menopausia
Punto en el tiempo 12 meses después de un último período menstrual.

modulador selectivo de receptores de estrógeno (SERM)
Medicamento que bloquea el efecto del estrógeno dentro de las células.

mutación
Cambio anormal.

oncólogo médico
Médico experto en medicamentos para el cáncer.

ooforectomía bilateral
Operación en la que se extirpan ambos ovarios.

pared torácica
Revestimiento de músculo, hueso y grasa que protege los órganos vitales.

pelvis
Área del cuerpo entre los huesos de la cadera.

postmenopausia
Estado de no tener más períodos menstruales.

premenopausia
Estado de tener períodos menstruales.

progesterona
Hormona de las mujeres que interviene en el desarrollo sexual, los períodos menstruales y el embarazo.

pronóstico
Evolución o resultado probables de una enfermedad de acuerdo con las pruebas.

prueba de diagnóstico por imágenes
Estudio que toma fotografías (imágenes) del interior del cuerpo.

quimioterapia
Medicamentos para el cáncer que detienen el ciclo de vida celular para que las células no se multipliquen.

radioterapia (RT)
Tratamiento que utiliza rayos de alta energía.

radioterapia de toda la mama (WBRT)
Tratamiento con radiación de toda la mama.

radioterapia parcial acelerada de la mama (APBI)
Tratamiento con radiación de parte de la mama con cáncer. Se administra una dosis más alta durante un período más corto en comparación con la radioterapia de toda la mama.

radioterapia parcial de las mamas
Tratamiento con radiación que se recibe en el sitio donde se extirpó el tumor mamario.

receptor 2 del factor de crecimiento epidérmico humano (HER2)
Proteína que se encuentra en el borde de una célula y envía señales para que crezca la célula.

receptor de estrógeno (ER)
Proteína dentro de las células que se une con el estrógeno.

receptor de estrógeno negativo (ER-)
Tipo de cáncer de mama que no usa estrógeno para crecer.

receptor de estrógeno positivo (ER+)
Tipo de cáncer de mama que usa estrógeno para crecer.

recurrencia
Reaparición del cáncer después de un período sin cáncer.

refuerzo
Dosis adicional de radiación en un área específica del cuerpo.

sistema inmunitario
Defensa natural del cuerpo contra las infecciones y las enfermedades.

sistema linfático
Red de tejidos y órganos que combaten los gérmenes y que incluye la médula ósea, el bazo, el timo, los ganglios linfáticos y los vasos linfáticos. Parte del sistema inmunitario.

supraclavicular
Área justo encima de la clavícula.

supresión ovárica
Tratamiento farmacológico que reduce la cantidad de hormonas producidas por los ovarios.

tejido conector
Tejido de unión y apoyo que rodea a otros tejidos y órganos.

tomografía computada (TC)
Estudio que usa rayos X de varios ángulos para tomar imágenes del interior del cuerpo.

tomografía por emisión de positrones (TEP)
Estudio que utiliza material radioactivo para ver la forma y la función de partes del cuerpo.

tratamiento complementario
Atención médica que incluye el alivio de los síntomas, pero no el tratamiento del cáncer. También llamado cuidados paliativos o mejor tratamiento complementario.

tratamiento hormonal
Tratamiento del cáncer que detiene la fabricación o la acción de los estrógenos. También se lo llama hormonoterapia.

tratamiento sistémico
Tratamiento farmacológico que actúa en todo el cuerpo.

tumor primario
Primera masa de células cancerosas.

tumorectomía
Operación mediante la cual se extirpa un tumor pequeño de cáncer de mama. También llamada cirugía conservadora de la mama.

Colaboradores de NCCN

Esta guía para pacientes se basa en la NCCN Clinical Practice Guidelines in Oncology (NCCN Guidelines®) para la detección del cáncer de mama, versión 2.2022. Fue adaptada, revisada y publicada con la colaboración de las siguientes personas:

Dorothy A. Shead, MS
Directora general de Operaciones de información para pacientes

Tanya Fischer, MEd, MSLIS
Redactora médica

Susan Kidney
Especialista principal en diseño gráfico

La NCCN Clinical Practice Guidelines in Oncology (NCCN Guidelines®) para cáncer de mama, versión 2.2022, fue desarrollada por los siguientes miembros del panel de NCCN:

Dr. William J. Gradishar, presidente
Robert H. Lurie Comprehensive Cancer Center of Northwestern University

Dra. Meena S. Moran, vicepresidenta
Yale Cancer Center/Smilow Cancer Hospital

*Dr. Jame Abraham
Case Comprehensive Cancer Center/ University Hospitals Seidman Cancer Center y Cleveland Clinic Taussig Cancer Institute

Dra. Rebecca Aft, PhD
Siteman Cancer Center, Barnes-Jewish Hospital y Washington University School of Medicine

Dra. Doreen Agnese
The Ohio State University Comprehensive Cancer Center - James Cancer Hospital and Solove Research Institute

Dra. Kimberly H. Allison
Stanford Cancer Institute

Dra. Bethany Anderson
University of Wisconsin Carbone Cancer Center

Dra. Sarah L. Blair
UC San Diego Moores Cancer Center

Dr. Harold J. Burstein, PhD
Dana-Farber/Brigham y Women's Cancer Center

Dra. Helen Chew
UC Davis Comprehensive Cancer Center

Dra. Chau Dang
Memorial Sloan Kettering Cancer Center

*Dr. Anthony D. Elias
University of Colorado Cancer Center

Dra. Sharon H. Giordano, MPH
The University of Texas MD Anderson Cancer Center

Dr. Matthew P. Goetz
Mayo Clinic Cancer Center

Dra. Lori J. Goldstein
Fox Chase Cancer Center

Dra. Sara A. Hurvitz
UCLA Jonsson Comprehensive Cancer Center

Dr. Steven J. Isakoff, PhD
Massachusetts General Hospital Cancer Center

Dra. Rachel C. Jankowitz
Abramson Cancer Center, University of Pennsylvania

Dra. Sara H. Javid
Fred Hutchinson Cancer Research Center/Seattle Cancer Care Alliance

Dr. Jairam Krishnamurthy
Fred & Pamela Buffet Cancer Center

Dra. Marilyn Leitch
UT Southwestern Simmons Comprehensive Cancer Center

Dra. Janice Lyons
Case Comprehensive Cancer Center/ University Hospitals Seidman Cancer Center y Cleveland Clinic Taussig Cancer Institute

Dra. Ingrid A. Mayer
Vanderbilt-Ingram Cancer Center

Dra. Joanne Mortimer
City of Hope National Medical Center

Dr. Sameer A. Patel
Fox Chase Cancer Center

Dra. Lori J. Pierce
University of Michigan Rogel Cancer Center

Dra. Laura H. Rosenberger
Duke Cancer Institute

Dra. Hope S. Rugo
UCSF Helen Diller Family Comprehensive Cancer Center

Dra. Amy Sitapati
UC San Diego Moores Cancer Center

Dra. Karen Lisa Smith, MPH
The Sidney Kimmel Comprehensive Cancer Center, Johns Hopkins

*Dra. en Derecho Mary Lou Smith, MBA
Defensora de pacientes Research Advocacy Network

Dr. Hatem Soliman
Moffitt Cancer Center

Dra. Erica M. Stringer-Reasor
O'Neal Comprehensive Cancer Center, UAB

Dra. Melinda L. Telli
Stanford Cancer Institute

Dr. John H. Ward
Huntsman Cancer Institute, University of Utah

*Dra. Kari B. Wisinski
University of Wisconsin Carbone Cancer Center

Dra. Jessica S. Young
Roswell Park Comprehensive Cancer Center

Personal de NCCN

Rashmi Kumar, PhD
Directora de Operaciones de información clínica

Lic. en Ciencias, Jennifer Burns
Gerenta de Respaldo de directrices

* Revisaron esta guía para pacientes. Para divulgaciones, visite NCCN.org/disclosures.

Centros oncológicos de NCCN

Abramson Cancer Center,
University of Pennsylvania
Filadelfia, Pensilvania
+1 800.789.7366 • pennmedicine.org/cancer

Case Comprehensive Cancer Center/
University Hospitals Seidman Cancer
Center y Cleveland Clinic Taussig
Cancer Institute
Cleveland, Ohio
+1 800.641.2422 • UH Seidman Cancer Center
uhhospitals.org/services/cancer-services
+1 866.223.8100 • CC Taussig Cancer Institute
my.clevelandclinic.org/departments/cancer
+1 216.844.8797 • Case CCC
case.edu/cancer

City of Hope National Medical Center
Los Ángeles, California
+1 800.826.4673 • cityofhope.org

Dana-Farber/Brigham y Women's
Cancer Center | Massachusetts
General Hospital Cancer Center
Boston, Massachusetts
+ 1 617.732.5500 • youhaveus.org
+1 617.726.5130
massgeneral.org/cancer-center

Duke Cancer Institute
Durham, Carolina del Norte
+1 888.275.3853 • dukecancerinstitute.org

Fox Chase Cancer Center
Filadelfia, Pensilvania
+1 888.369.2427 • foxchase.org

Fred & Pamela Buffett Cancer Center
Omaha, Nebraska
+1 402.559.5600 • unmc.edu/cancercenter

Fred Hutchinson Cancer
Research Center/Seattle
Cancer Care Alliance
Seattle, Washington
+1 206.606.7222 • seattlecca.org
+1 206.667.5000 • fredhutch.org

Huntsman Cancer Institute,
University of Utah
Salt Lake City, Utah
+1 800.824.2073 • huntsmancancer.org

Indiana University
Melvin and Bren Simon
Comprehensive Cancer Center
Indianápolis, Indiana
www.cancer.iu.edu

Mayo Clinic Cancer Center
Phoenix/Scottsdale, Arizona
Jacksonville, Florida
Rochester, Minnesota
+1 480.301.8000 • Arizona
+1 904.953.0853 • Florida
+1 507.538.3270 • Minnesota
mayoclinic.org/cancercenter

Memorial Sloan Kettering
Cancer Center
Nueva York, Nueva York
+1 800.525.2225 • mskcc.org

Moffitt Cancer Center
Tampa, Florida
+1 888.663.3488 • moffitt.org

O'Neal Comprehensive
Cancer Center, UAB
Birmingham, Alabama
+1 800.822.0933 • uab.edu/
onealcancercenter

Robert H. Lurie Comprehensive Cancer
Center of Northwestern University
Chicago, Illinois
+1 866.587.4322 • cancer.northwestern.edu

Roswell Park Comprehensive
Cancer Center
Búfalo, Nueva York
+1 877.275.7724 • roswellpark.org

Siteman Cancer Center, Barnes-
Jewish Hospital y Washington
University School of Medicine
St. Louis, Misuri
+1 800.600.3606 • siteman.wustl.edu

St. Jude Children's
Research Hospital/
The University of Tennessee
Health Science Center
Memphis, Tennessee
+1 866.278.5833 • stjude.org
+1 901.448.5500 • uthsc.edu

Stanford Cancer Institute
Stanford, California
+1 877.668.7535 • cancer.stanford.edu

The Ohio State University
Comprehensive Cancer Center -
James Cancer Hospital and
Solove Research Institute
Columbus, Ohio
+1 800.293.5066 • cancer.osu.edu

The Sidney Kimmel Comprehensive
Cancer Center, Johns Hopkins
Baltimore, Maryland
+1 410.955.8964
www.hopkinskimmelcancercenter.org

The University of Texas
MD Anderson Cancer Center
Houston, Texas
+1 844.269.5922 • mdanderson.org

UC Davis
Comprehensive Cancer Center
Sacramento, California
+1 916.734.5959 • +1 800.770.9261
health.ucdavis.edu/cancer

UC San Diego Moores Cancer Center
La Jolla, California
+1 858.822.6100 • cancer.ucsd.edu

UCLA Jonsson
Comprehensive Cancer Center
Los Ángeles, California
+1 310.825.5268 • cancer.ucla.edu

UCSF Helen Diller Family
Comprehensive Cancer Center
San Francisco, California
+1 800.689.8273 • cancer.ucsf.edu

University of Colorado Cancer Center
Aurora, Colorado
+1 720.848.0300 • coloradocancercenter.org

University of Michigan
Rogel Cancer Center
Ann Arbor, Michigan
+1 800.865.1125 • rogelcancercenter.org

University of Wisconsin
Carbone Cancer Center
Madison, Wisconsin
+1 608.265.1700 • uwhealth.org/cancer

UT Southwestern Simmons
Comprehensive Cancer Center
Dallas, Texas
+1 214.648.3111 • utsouthwestern.edu/simmons

Vanderbilt-Ingram Cancer Center
Nashville, Tennessee
+1 877.936.8422 • vicc.org

Yale Cancer Center/
Smilow Cancer Hospital
New Haven, Connecticut
+1 855.4.SMILOW • yalecancercenter.org

Índice

Made in the USA
Monee, IL
05 November 2026

67383556R00055